L'ALTRA MEDICINA / 37

La collana 'L'altra medicina' propone una serie di testi sulle diverse vie per realizzare, mantenere o recuperare la salute. Orientate sulla nozione di benessere (piuttosto che su quella di malattia), di equilibrio unitario fisico e mentale, queste discipline sono spesso tenute ai margini, se non ostacolate o ignorate, dalla medicina accademica dominante.

La collana presenta, volume dopo volume, un'informazione chiara, accessibile, concreta sui diversi aspetti della moderna visione di un'ecologia del corpo.
Ognuno dei testi che qui viene proposto è il risultato di una scelta svolta, a livello internazionale, tra tutto ciò che di meglio viene elaborato nell'ambito di ciascun soggetto; ciò nonostante, la forma di presentazione ed il linguaggio sono curati in modo tale che l'argomento risulti accessibile e praticabile non solo da parte degli specialisti, ma di ciascun lettore che semplicemente sia interessato, per ragioni di conoscenza o motivi personali, alla prospettiva di un reale ampliamento dell'arte di guarire ed essere sani.

L'Editore sarà lieto se queste 'proposte' susciteranno dibattiti, interventi, richieste di ulteriori ampliamenti o approfondimenti. Sarà inoltre lieto di dare notizie delle nuove pubblicazioni a chiunque semplicemente invii il proprio nome, cognome, indirizzo a:
red edizioni, via Volta 43, 22100 Como, telefono 031/279146

Leonella Nava

alimentazione in gravidanza

red edizioni

autrice Leonella Nava
redazione Rossana Cavaglieri
consulenza Il Melograno, Verona
coordinamento Paolo Giomo
editore red./studio redazionale ©
via Volta 43, 22100 Como

I edizione: 1984
II edizione: 1985
III edizione: 1987
IV edizione: 1988
V edizione: 1991
VI edizione aggiornata: 1995

L'autrice

Leonella Nava si occupa da molti anni di ecologia alimentare e di qualità della vita. È pubblicista e collabora come ricercatrice di notizie verdi per i settori pedagogia, infanzia e salute con vari giornali.

Omne vivum e vivo
(La vita viene dalla vita)
Francesco Redi (1626-1698)

Come utilizzare nel modo migliore questo libro

Idealmente, un testo che tratti di alimentazione e salute in gravidanza andrebbe consultato ancor prima del concepimento, in modo da preparare l'organismo ad affrontare l'importante impegno della maternità nella maniera migliore.
Se questo è il vostro caso leggete subito l'ultimo capitolo *... per la prossima gravidanza,* in cui vengono descritte tecniche di valutazione e metodi di disintossicazione utili alla prevenzione di disturbi nel futuro bambino. Così pure è bene conoscere in anticipo quali possono essere le sostanze e le abitudini più dannose per il feto. Per questo può essere utile leggere *La salute dei bambini inizia prima della nascita.*

Chi si trova già a gravidanza in corso potrà apprendere quali siano gli alimenti più adatti alle sue nuove necessità dai capitoli *Le nuove necessità nutrizionali della donna incinta* e *La vita si alimenta con la vita*. In *Menù e ricette per la vita* si offrono indicazioni concrete per la preparazione dei cibi e la loro corretta combinazione.

Infine, alcune indicazioni utili nei periodi immediatamente precedenti e seguenti il parto sono contenute nei capitoli *In vista del parto* e *L'alimentazione della puerpera*.
Curarsi diversamente offre ottime 'ricette' di medicina naturale particolarmente preziose in gravidanza.

In *Belle anche così*, *I supplementi*, *Le restrizioni alimentari* e *Nutrirsi bene con poca carne* si affrontano questioni specifiche relative alle cure estetiche, agli alimenti e sostanze da integrare o da evitare e all'alimentazione vegetariana in gravidanza.

La salute dei bambini inizia prima della nascita

Per indicare l'età di un bambino in Cina c'è l'usanza di aggiungere sempre nove mesi all'età effettiva.
Questo per dire quanto sia importante il periodo di vita nel grembo materno.
In passato numerose credenze, riti e tradizioni avevano lo scopo di favorire una gravidanza normale e di preparare un bambino sano. Durante la prima notte di nozze nell'antica Cartagine e a Sparta era proibito bere vino, per evitare il concepimento dopo una seppur passeggera intossicazione alcolica.
L'etnologo Antonio Scarpa racconta che già in certi tabù imposti alla gestante si possono riconoscere pratiche intese a salvaguardare la vita del nascituro e ispirate a principi di vera e propria igiene.
Così il divieto presso i Pigmei di toccare un cadavere, fosse pur quello di una persona cara, e di mangiare animali morti: la donna incinta e suo marito mangeranno solo pesci che ancora si dibattono ed eviteranno animali con scaglie.

In India, fin dal primo giorno della gravidanza, la donna dovrà cercare di avere una mente serena e un corpo pulito, indossando indumenti bianchi e ben lavati, di intrattenersi in piacevoli passatempi e compiere riti propiziatori in onore dei propri antenati, dei bramini o dei superiori. Dovrà evitare contatti con persone sudice, deformi o storpie, di annusare cattivi odori, di avere spiacevoli e spaventose visioni, di udire suoni sgradevoli, di far uso di recipienti vecchi. La gestante indiana eviterà di compiere lunghi percorsi, di portare carichi pesanti, di parlare ad alta voce e altre cose che possono nuocere al feto. Varie medicine a base di erbe e sali saranno somministrate durante tutta la gravidanza per favorirne il buon andamento.

Tutti questi accorgimenti per donne che, pur conducendo una vita meno confortevole della nostra, non erano sottoposte ai danni della civiltà attuale, quali gli inquinamenti ambientali e acustici, lo stress e tutti quei mille traumi che troppo spesso vengono sottovalutati e che, invece, possono influire sul benessere del nascituro.

Il benessere psichico

Nel secolo scorso era convinzione diffusa che tutto ciò che influiva sulla madre durante l'attesa poteva ripercuotersi sulla personalità del bambino. La donna incinta, si diceva, non va spaventata, contrariata o turbata, ma deve riempirsi gli occhi di cose belle. Anche nell'antica Cina e in Giappone si dava molta importanza al fattore psichico. Nel *Tai-Kyo*, o educazione dell'embrione, una specie di trattato cinese per la donna incinta, ci sono molti insegnamenti in questo senso.
Le donne sono invitate a leggere libri religiosi o spirituali, a non assistere a spettacoli paurosi o leggere cose sgradevoli, a non circondarsi di colori forti, di rumori fastidiosi e a sviluppare un grande rispetto per la vita, la bellezza e la natura.

Nell'antica Grecia c'era l'abitudine di riservare alle donne incinte giardini o appartamenti speciali pieni di opere d'arte.
A Sparta una legge di Licurgo rendeva obbligatorio questo arredamento.
Del resto nel mondo animale queste delicatezze sono istintive: alcuni etologi hanno constatato con sorpresa come presso certi uccelli il maschio vegli sulla tranquillità della femmina che cova; presso certe specie, addirittura, orna il nido di fiori e nasconde le foglie morte, che con i loro colori spenti renderebbero malinconica la futura madre.

Lo stress può essere nocivo

Oggi sembra che alcune di queste consuetudini siano davvero fondate. Norman Geshwind della Harvard Medical School, uno dei massimi esperti a livello mondiale, ha ridato credibilità scientifica a queste usanze del passato. Secondo questo studioso lo stato d'animo della madre può influire sulla costruzione cellulare del feto in formazione. In particolare una situazione di stress, che può derivare da emozioni violente (in senso negativo o positivo) oppure da abitudini nocive (andare abitualmente a letto tardi, usare molto l'automobile, lavorare troppo...), fa entrare in circolazione sostanze dannose per sé e per il bambino. Secondo Norman Geshwind queste sostanze (l'adrenalina, per esempio) avrebbero un effetto sul sistema nervoso centrale e sul cervello del nascituro, predisponendolo a sviluppare negli anni successivi alcuni disturbi del comportamento.

È recente la scoperta che la vulnerabilità agli attacchi cardiaci non è dovuta soltanto a ciò che si mangia comunemente, ma addirittura alla qualità del nutrimento ricevuto nel ventre materno e nella prima infanzia. Studi del centro di epidemiologia ambientale del Medical Research Council di Londra sono giunti alla conclusione che sarebbe la povertà del cibo nei primissimi anni di vita, sia ancora nel grembo materno, sia subito dopo la nascita, a porre le condizioni per lo sviluppo, decenni più tardi, di malattie cardiache. Sebbene altre componenti come il fumo e le abitudini alimentari da adulti possano avere una certa rilevanza, le malattie allignano in un organismo già predisposto a causa dell'azione di fattori biologici risalenti ai primi istanti di vita.

Questo non significa tuttavia che la futura mamma debba sentirsi responsabile in assoluto della salute fisica e mentale del proprio figlio (e colpevolizzarsi se poi veramente qualcosa non va). Viviamo in un mondo pieno di contraddizioni, dove neppure agli individui più fragili (come appunto sono le gestanti e i bambini) si risparmiano rumori, inquinamento e gli stimoli di una società tesa verso l'efficienza e il produttivismo.
Quello che una donna può fare, quando si accorge di aspettare un figlio, è prendere coscienza dei fattori che possono influire negativamente sulla sua salute (e di conseguenza su quella del bambino) e cercare di trasformarli nei limiti delle proprie possibilità.

Non si tratta di trasferirsi in campagna da un giorno all'altro o di rinunciare a muoversi e a lavorare. I cambiamenti drastici, le ansie e le rinunce sono già di per sé stressanti e negativi e vanno evitati. Si tratta invece di operare piccole modifiche nel proprio stile di vita che poi forse risulteranno essere punti di partenza per altrettante conquiste sul piano del benessere fisico e psicologico. Dunque, una passeggiata al parco anziché tra i rumori e i gas della strada principale (anche l'aria è un alimento!), essenze aromatiche al posto dell'aspirina per far passare il raffreddore, alimenti sani e ricchi di fattori vitali...

La musica

Concedersi qualche ora di relax ascoltando qualche brano di musica classica, oltre che un piacere, è quasi un dovere quando si aspetta un bambino. Numerose ricerche sulle influenze sonore nello sviluppo prenatale confermano che il feto, sottoposto ad ascolti musicali e a particolari canti materni, si sviluppa in modo molto più armonico e con maggiori qualità neurocerebrali. Le statistiche di Brent Logan, direttore dell'Istituto di Istruzione Prenatale di Shohomish a Washington, indicano chiaramente che, da feti sottoposti ad ascolto musicale dopo circa dodici settimane dall'inizio della gravidanza, si sviluppano bambini in cui la percentuale di handicap mentali è decisamente inferiore se paragonata a quella di gruppi di bambini che nel periodo prenatale non hanno ascoltato musica. La stimolazione acustica favorisce, infatti, la sinapsi, ossia lo sviluppo dei collegamenti neuronali del cervello. Anche il canto materno dal quarto-quinto mese di gravidanza ha effetti benefici sul nascituro: le respirazioni vibrate e cantate fanno vibrare gli organi interni producendo un sottile e benefico massaggio per entrambi. In più, il bimbo nella fase post-natale ricorderà le sequenze del canto e le musiche ascoltate e, riudendole periodicamente nei momenti in cui è agitato, si calmerà. Le ricerche di Leboyer in questa direzione confermano quello che da millenni la cultura indiana già conosceva. Ancora oggi nell'India meridionale viene ampiamente utilizzato il cosiddetto 'canto carnatico' e i 'mantra', ossia dei vocalizzi e canzoni che consentono una respirazione sempre più profonda e armonica in vista del parto e contemporaneamente rinsaldano ogni giorno di più i rapporti tra madre e nascituro.

Ciò che farete in questo particolare periodo della vostra vita dipenderà dalle abitudini che avevate precedentemente.

Se siete abituate a espletare il lavoro domestico, ne trarrete certamente beneficio continuando a farlo, tralasciando però la parte più gravosa.

Il principio di 'fermarsi prima di essere stanche' deve essere applicato in quest'ultima attività come in tutti gli esercizi fisici.

Se in gravidanza svolgete un'attività professionale, abbiate la precauzione di interrompere di tanto in tanto il lavoro e di riposarvi per brevi istanti, possibilmente coricandovi.
Se praticate degli sport, evitate quelli violenti come tennis, corsa, pallacanestro, bicicletta, equitazione. Lo sport per eccellenza della futura mamma è il nuoto, praticato senza ambizioni agonistiche, ma in piena scioltezza muscolare.
Per quanto riguarda i viaggi sarà bene ricordare che i mezzi migliori sono il treno e l'aereo; evitate i lunghi viaggi in automobile e guidate solo se vi sentite sicure, se non avvertite il minimo disturbo nell'apparato addominale e pelvico, se i riflessi sono lucidi. Dopo il quinto mese, sarà comunque meglio salire in macchina solo se guidata da altri. Viaggiando in treno scegliete gli scompartimenti centrali della vettura, che risentono meno delle scosse trasmesse dalle ruote.
Concludiamo con una nota sull'abbigliamento: dimenticatevi della moda quando siete incinte. Gli abiti devono essere ampi non solo per mascherare lo stato di avanzata gestazione, ma anche perché il loro peso sia sorretto unicamente dalle spalle e non dal tronco, che deve essere libero, sciolto da ogni costrizione, soprattutto alla vita e sotto il seno.

Questo libro vuole essere fonte di informazione per chi desideri modificare il proprio stile di vita in gravidanza in modo da costituire dentro di sé l'ambiente migliore possibile per il proprio figlio, oltre a migliorare la propria salute.

Qualità e quantità nell'alimentazione

Il feto non è un 'parassita' capace di procurarsi tutto quanto gli serve a spese della madre, ma può soffrire della malnutrizione materna: la salute della madre e quella del bambino sono inseparabili.
Gli studiosi distinguono vari tipi di malnutrizione. Il più diffuso, di cui soffre gran parte delle persone, è quello dovuto alla scarsa disponibilità di cibo, si tratta cioè di un problema sociale, non solo medico. Una cattiva alimentazione materna (solitamente dovuta a una grave insufficienza di proteine) provoca nel feto un minore sviluppo delle cellule cerebrali.

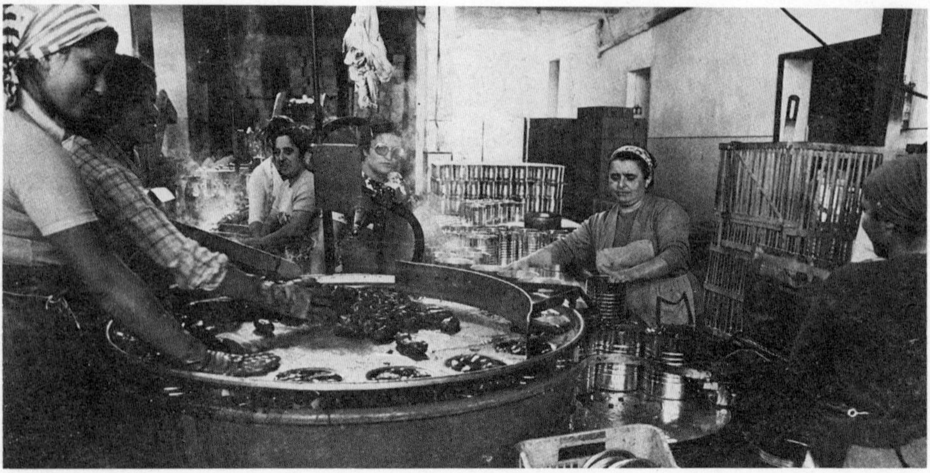

Se un'alimentazione scorretta e abitudini personali nocive (come l'abuso di farmaci, fumo e alcol) costituiscono importanti fattori di rischio in gravidanza, il ruolo dell'ambiente di lavoro nella salute della donna non può assolutamente essere ignorato. Le modificazioni che avvengono nell'organismo della gestante la rendono più sensibile agli effetti di sostanze tossiche industriali che, tollerate in altri momenti, possono far insorgere disturbi più o meno gravi in gravidanza e interferire con lo sviluppo del bambino. È fuori di dubbio che la fatica fisica incida sui parti prematuri e sul peso del neonato. Il benzene, un elemento chimico presente in molte produzioni, provoca aborti, un'elevata mortalità neonatale oltre che alterazioni cromosomiche. Tra gli agenti chimici più pericolosi, il piombo (presente anche nell'atmosfera cittadina in conseguenza degli scarichi delle auto) può provocare l'aborto se la madre ne è intossicata. Così pure il mercurio, il fosforo, l'arsenico, il cromo e il DDT che superano la barriera placentare. Per quanto riguarda l'aborto 'genetico' (cioè provocato dall'azione di agenti chimici o fisici che causano alterazioni cromosomiche tali da rendere impossibile la vita per l'embrione) le cause sono state identificate nell'esposizione a radiazioni e agenti chimici cosiddetti 'mutageni', molti dei quali sono usati nell'industria (piombo, benzolo, mercurio...). Il piombo che respiriamo per le strade o nelle fabbriche altera il normale ciclo mestruale della donna e il decorso della gravidanza. C'è una maggiore frequenza degli aborti per lunghe esposizioni al piombo, ma anche effetti lesivi sulla placenta e malformazioni neonatali. L'azione nociva di queste sostanze, che precede quasi sempre il concepimento, può avere effetti anche sulle cellule seminali maschili. Pure dannosi sono alcuni fattori fisici e ambientali, come rumori, vibrazioni e posizioni forzate (in piedi o sedute) che sono spesso responsabili di basso peso alla nascita e prematurità. Inoltre pochi sanno che il rumore sembra avere una grande nocività sulla fertilità della coppia. L'ambiente di lavoro dunque può provocare danni *prima* del concepimento, *durante* la gravidanza, dopo il parto e talvolta anche dopo lunghi periodi nelle generazioni future. Per questi motivi, mentre si consiglia alla donna un cambiamento di abitudini personali nocive per la gravidanza, si dovrebbero prendere in considerazione i rischi legati al lavoro e suggerire eventualmente un permesso di maternità anticipato. Infatti, contrariamente a quanto si può pensare i mesi più importanti per la formazione del feto sono i primi tre.

Oltre che dall'istruzione e dall'educazione, il nostro quoziente intellettuale è condizionato dal numero di neuroni di cui disponiamo e, soprattutto, dalla connessione fra gli stessi. I neuroni, le cellule del cervello, sono prodotti tra il quinto mese di gestazione e i primi diciotto mesi di vita.
Nemmeno un'alimentazione perfettamente equilibrata consentirà al bambino, la cui madre durante la gravidanza ha avuto una dieta insufficiente, il recupero di quanto abbia in precedenza perduto in fatto di sviluppo del sistema nervoso.
È questo uno dei drammi che colpiscono le popolazioni del Terzo Mondo: è proprio fra i bambini sottoalimentati che si riscontra un'alta percentuale di ritardati mentali.
Oltre a influire negativamente sul coefficiente intellettivo, una delle più dirette conseguenze di una nutrizione inadeguata è il basso peso alla nascita.

La malnutrizione è un campo in cui, purtroppo, non mancano le occasioni di compiere osservazioni direttamente sugli essere umani.
In Guatemala, come del resto in altre parti del mondo, la malnutrizione è un fatto quasi endemico, e i ricercatori dell'INCAP (l'Istituto per la nutrizione dell'America Centrale e Panama) non hanno avuto difficoltà a trovare una serie di villaggi indios su cui effettuare i loro studi.
Senza entrare nei dettagli di queste ricerche, ecco i risultati: le donne di condizione sociale indigente che soffrivano di deficienze caloriche e proteiche partorivano figli sottopeso e la stessa placenta era di dimensioni più ridotte (circa il quindici per cento in meno rispetto alla norma). Una leggera sottonutrizione invece, secondo studi ancora in corso, non sembra possa alterare la composizione biochimica della placenta.

Le carenze dell'alimentazione occidentale

Diversa è la malnutrizione nei paesi occidentali dove i casi di insufficiente apporto calorico sono rari, gli eccessi alimentari frequenti e l'uso di alcolici, alimenti nervini e fumo abitudini ormai generalizzate. Ugualmente preoccupanti (anche se non ancora indagate) sono le conseguenze.
Oggi, vinte almeno da noi la carestia e la fame, la malnutrizione non è scomparsa, ma presenta aspetti parti-

colari più subdoli. Alcuni nutrizionisti (particolarmente negli Stati Uniti ma ora anche da noi) parlano di 'malnutrizione nel pieno del benessere'.
Il fenomeno è così spiegabile: l'alimentazione, nonostante la gran quantità e varietà di cibo offerta dal mercato, risulterebbe carente. I nostri cibi, sempre più raffinati, addolciti, precotti, sterilizzati, irradiati, danno sazietà, ma non nutrono, perché poveri di forze vitali. I processi tecnologici usati per conservare (aromatizzare, colorare...) gli alimenti infatti hanno spesso il risultato di 'ucciderli'.

Da un'importante indagine ostetrico-ginecologica risulta che un bambino su dieci nasce sottopeso per malnutrizione materna. E il fenomeno investe, indifferentemente, tutte le classi sociali.
I neonati a basso peso sono trenta volte più vicini al rischio di morire nel primo mese, dieci volte più suscettibili di ritardo mentale di quelli a più alto peso, più soggetti a disturbi psicologici e, secondo alcuni studiosi, più lenti nell'imparare.
I grandi imputati di questa vera e propria epidemia di bambini sottopeso, definita da alcuni il 'secondo talidomide', sono il tabacco, l'alcol, i diuretici e gli anoressici (cioè i farmaci che stimolano l'eliminazione delle urine e quelli che tolgono la fame) spesso prescritti dai ginecologi alle pazienti con problemi di sovrappeso particolarmente negli Stati Uniti.

I danni dell'alcol

«Dareste da bere un bicchiere di whisky al vostro bebè appena nato? No. E allora non dategli alcol neanche prima che nasca.»
L'indicazione viene dal dottor Sperlin Cloren e dall'Istituto nazionale americano per lo studio sull'alcolismo. Il consiglio che gli studiosi danno è quello di astenersi dall'uso di vino e liquori durante la gravidanza, al fine di evitare qualsiasi rischio al nascituro.
«Dai controlli fatti risulta in modo inequivocabile che se la madre beve alcolici durante la gravidanza compromette la salute del nascituro.» Questi i risultati di una ricerca resa nota dalla Food and Drug Administration, l'organismo statale preposto a studiare gli effetti nocivi degli alimenti e dei farmaci sui consumatori.

Dagli studi iniziati dieci anni fa e condotti dall'Istituto americano per lo studio dell'alcolismo risulta che, se una donna beve un bicchierino di superalcolici al giorno durante la gravidanza, rischia di avere un figlio sottopeso e quindi molto fragile o di andare incontro a un aborto spontaneo.
Gli studiosi hanno accertato inoltre che l'alcol produce effetti devastanti sui bambini nati da donne che abusano di vino e liquori.
Certo, è sempre una questione di dosi. Possono però bastare due bicchierini di superalcolici al giorno, corrispondenti a venticinque grammi di alcol puro, per aumentare il rischio di ritardi mentali o di malformazioni al nascituro.

La molecola dell'alcol etilico ha un piccolo peso molecolare e supera molto facilmente il filtro della placenta, provocando nel nascituro disturbi neurologici, difficoltà respiratorie, carenze di zuccheri e di calcio nel sangue, eccesso di bilirubina (la sostanza che deriva dalla scomposizione dei globuli rossi) e malformazioni. La gravità di queste ultime è strettamente collegata al tipo di bevanda alcolica, alla quantità e, soprattutto, all'epoca della gravidanza in cui queste bevande sono state ingerite, dato che il feto è più vulnerabile nei primi tre mesi di gestazione rispetto a quelli successivi.
Secondo questi ricercatori «non si può stabilire un livello sotto il quale non si producono danni al nascituro». Non è possibile dire, in sostanza, che un bicchiere ai pasti non fa male e uno e mezzo sì.

Ancora più inquietante è il giudizio del dottor Chafetz, direttore della Health Educational Foundation, la fondazione per l'educazione sanitaria di Washington, secondo cui il problema deve essere affrontato ancor prima: le donne non dovrebbero bere non solo quando aspettano un bimbo, ma addirittura nel periodo precedente la gravidanza.
Anche le donne che bevono moderatamente alcol nel primo o secondo mese di gravidanza (spesso prima di rendersi conto che sono incinte) possono danneggiare lo sviluppo fisico del feto e non solo: recenti studi hanno dimostrato che l'abuso di alcol non solo danneggia il feto, ma costituisce un fattore di rischio per la madre che diventa più vulnerabile alle infezioni durante il parto.

Da una ricerca di un'equipe di scienziati pubblicata dal 'New York Times' si apprende che per compromettere il feto basterebbe una media di 3 bicchieri di vino al giorno (o 3 lattine di birra o 3 cocktail). Lo studio ha preso in esame 491 donne di Seattle (Stato di Washington) al quinto mese di gravidanza, seguendo poi lo sviluppo dei loro bambini fino al quinto anno di età. L'indagine, per non attribuire all'alcol le alterazioni del QI (quoziente intellettivo) dei nascituri che potevano derivare da altri fattori di condizionamento come lo status sociale e il grado di acculturazione dei genitori, ha scorporato l'incidenza dei vari fattori. Il deterioramento intellettivo dei bambini, è risultato, era sensibile anche quando la madre aveva smesso di bere dopo poche settimane dall'inizio della gravidanza. Giunti all'età di 4 anni i bambini registravano un livello di intelligenza (misurato attraverso test scolastici) nettamente più basso di quello della media dei loro coetanei. Non è solo una questione di QI. I piccoli mostravano tempi di reazione superiori alla media e notevoli difficoltà di concentrazione. La ricerca evidenzia inoltre che l'assunzione di alcol da parte della madre ha un maggior 'impatto' di altre sostanze come tabacco, aspirina e persino marijuana anche in quantità modeste. Solo il *mancato uso* di sostanze alcoliche garantisce da deterioramenti.

Per chi ne avesse la necessità, segnaliamo in 'Appendice' l'indirizzo della sede degli Alcolisti Anonimi, l'associazione presente ormai in quasi tutte le città italiane, costituita da ex alcolisti volontari che aiutano chi lo desidera a liberarsi dalla dipendenza dall'alcol.

Le radiazioni

Ogni farmaco preso dalla madre può superare la placenta e danneggiare il feto. L'elenco reso noto dall'Istituto di ricerche farmacologiche Mario Negri sui farmaci proibiti, sospetti o da usare con cautela, è così lungo che la sicurezza totale si avrebbe solo evitando di prendere qualsiasi medicinale: vaccini ed esami radiologici compresi.

I consulenti di 'Medical Letter', l'autorevole rivista medica americana, consigliano di non somministrare farmaci in gravidanza e, in particolare, durante il primo trimestre: la sensibilità del feto è particolarmente elevata in

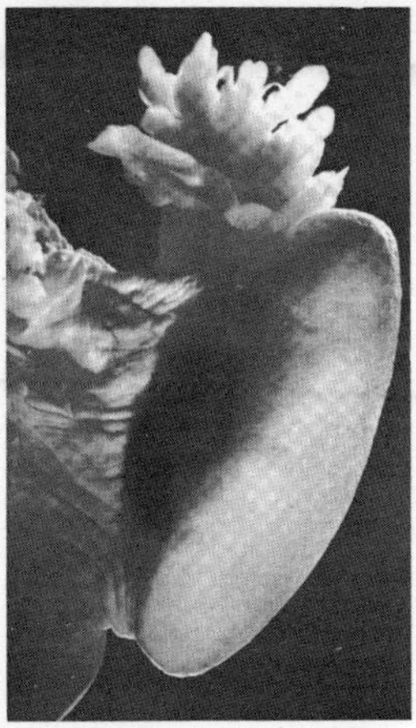

Ovaia di una bambina di 3 anni. Al momento della nascita, ciascuna delle ovaie contiene circa 200 000 uova primordiali. Su di esse vanno cumulandosi negli anni gli effetti delle radiazioni. Gli spermatozoi vengono invece prodotti via via nel corso della vita dell'uomo.

questo periodo e l'intervento di una sostanza tossica, quale il farmaco o la radiazione, può interferire sulla complessa strutturazione che porta al completo sviluppo dei vari organi.

Sul problema radiazioni e qualità della discendenza polemizzano vivacemente, da una trentina d'anni, genetisti e radiologi. È vero che a dosi piccolissime le radiazioni possono favorire la procreazione (ed è per questo che numerosi ginecologi continuano tranquillamente a irradiare le loro pazienti sterili) e che con questo sistema sono ormai nati migliaia di bambini che non sembrano affatto meno sani degli altri. Ma non è questo il punto: il pericolo della radioattività non si limita alla discendenza immediata, ma investe il complesso delle generazioni future.
La maggioranza dei difetti di tipo ereditario causati dalle radiazioni non compare nella discendenza diretta, ma viene scrupolosamente contabilizzata nel patrimonio ereditario che si trasmette di generazione in generazione.
Si è stimato che una tara può trasmettersi e comparire anche dopo aver attraversato in silenzio parecchie generazioni. A ragione molti studiosi mettono sull'avviso che, sotto l'effetto delle irradiazioni di ogni generazione, il totale delle tare latenti diventerà enorme e alcune di queste finiranno per esteriorizzarsi.

Evitare esami inutili

Come criterio generale si dovrebbero evitare inutili esami radiologici, in quanto qualsiasi dose di radiazioni, anche piccola, alla quale sono esposte le cellule riproduttive di un progenitore, aumenta i rischi di trasmettere delle nuove tare ai suoi discendenti. Per la salute di un bambino è quindi determinante la dose di radiazioni che i suoi genitori hanno totalizzato (dall'inizio della vita) prima di concepirlo.
Già, ma prima che la gravidanza venga accertata possono passare due settimane, anche un mese. Un periodo importantissimo. È per questo che alcuni genetisti raccomandano di sottoporsi ad esami radiologici soltanto durante e subito dopo la mestruazione; va chiesta sempre la schermatura delle ovaie.
Un'altra precauzione è quella di fare sempre un test di gravidanza, anche se non si ha ritardo mestruale, prima di una radiografia al bacino o al torace: è sufficiente una

irradiazione di due o tre rad in un feto nel corso della gestazione per provocare il cancro nel neonato.

Per limitare il quantitativo di raggi X (nessuno può sfuggire alla dose quotidiana di radioattività naturalmente presente nell'atmosfera), la futura madre dovrebbe guardare la televisione il meno possibile, mettendosi lontano dallo schermo, specie se l'apparecchio è a colori. Anche gli apparecchi televisivi infatti emanano radiazioni.
Il biologo americano John Ott, che ha studiato per cinquant'anni la luce e i suoi effetti sull'uomo, gli animali e le piante, nel suo libro *Health and Light* (Salute e luce) riferisce che topi posti davanti a un apparecchio televisivo continuamente in funzione dopo dodici giorni erano tutti morti, mentre fagioli seminati e cresciuti davanti all'apparecchio mostravano anomalie di crescita.
Gli effetti dannosi delle irradiazioni televisive non vengono completamente neutralizzati neppure dalla schermatura del video con lastre di piombo, come alcuni genetisti suggerivano.

I farmaci

Purtroppo, oggi il ricorso al farmaco o a più farmaci contemporaneamente fa parte della prassi quotidiana. Da un'inchiesta condotta in Francia su quattromila donne incinte risulta che la metà di esse consuma almeno una medicina nei primi tre mesi: il trenta per cento lassativi, il ventun per cento aspirina, il dieci per cento antibiotici, il nove per cento ormoni sessuali.
Certo, l'aspirina non è il talidomide. Però, specie se presa sul finire della gravidanza, rischia di aumentarne leggermente la durata e di prolungare il travaglio e, a dosi elevate, può provocare emorragie neonatali.

In una recente conferenza sul tema alimentazione e salute, Luciano Pecchiai del Centro di eubiotica di Milano sottolineava la stretta correlazione fra industria alimentare e farmaceutica: «Se si consumano i prodotti normali offerti dall'industria alimentare il ricorso al farmaco è inevitabile. Lo si vede nei popoli del Terzo Mondo: quando una popolazione adotta l'alimentazione di tipo occidentale (cereali raffinati, scatolame, alcol) ben presto compare tutta una serie di malattie da civilizzazione e, di conseguenza, nasce la necessità di farmaci». E in-

fatti più del novanta per cento delle gestanti fa ricorso a preparati chimici. Naturalmente sotto controllo medico. Sembra, ormai, un dato inevitabile.
Viceversa, se si adotteranno come 'farmaci' gli alimenti, si potrà prevenire l'insorgere di molti disturbi, assicurando al neonato maggior vitalità.
Durante la gravidanza è fondamentale non affaticare l'organismo con sostanze tossiche e adottare, poi, un regime alimentare corretto, il più naturale possibile. L'organismo deve prepararsi ad affrontare lo sforzo della gravidanza e l'impegno del parto. Gli organi preposti alla depurazione (fegato, reni) dovranno smaltire anche i rifiuti del feto che, a mano a mano che cresce, comprime stomaco, diaframma e intestino. Tutti processi fisiologici, naturali.
Tuttavia, se l'organismo parte già affaticato e indebolito ecco comparire i classici disturbi da gravidanza: stitichezza, varici, difficoltà digestive, albumina nelle urine, ipertensione, edemi, gonfiori. E in più difficoltà di respiro, nausee, depressioni.

Prevenzione dal concepimento

In una gravidanza normale, ben vissuta, ben preparata, tutte queste preoccupanti trasformazioni appaiono in forma attenuata o non compaiono affatto. Questa normalità si può riscontrare ancora, per esempio, fra le donne di alcune tribù primitive, poiché vivono osservando un regime di vita veramente naturale. Durante la gravidanza mantengono un'alimentazione esclusivamente vegetariana a base di frutta cruda, semi d'albero quali noci, nocciole, mandorle e verdure e, grazie a questa sobrietà, portano in genere a termine la gravidanza con facilità. Non si sta qui suggerendo di adottare costumi primitivi e di rinnegare abitudini alimentari di vecchia data. Semplicemente si vuole sottolineare la diretta relazione che esiste fra nutrizione materna e sviluppo fetale, dimostrando gli effetti protettivi che un sano stile di vita prenatale può dare.

Le attenzioni e le premure che ci si prefigge di rivolgere al proprio bambino devono essere messe in atto non il giorno in cui verrà alla luce, ma al momento in cui ci si rende conto di averlo concepito.
La prevenzione delle malattie deve cominciare, al più tardi, il giorno del concepimento. C'è chi sostiene, per

esempio, che la prevenzione delle malattie coronariche dell'età adulta debba cominciare dalla totale eliminazione del fumo addirittura sin da prima del concepimento.
È importante dunque prendersi cura di se stesse e della propria salute.
E allora, che cosa mangiare e che cosa non mangiare per evitare sia di ingrassare troppo, sia di partorire un figlio sottopeso?
Ci sono alimenti che aiutano il processo della gravidanza e influiscono positivamente sul feto?
Bisogna prendere vitamine?
Quali sono le erbe che favoriscono un buon parto?
Come alimentarsi in vista del parto e dell'allattamento?

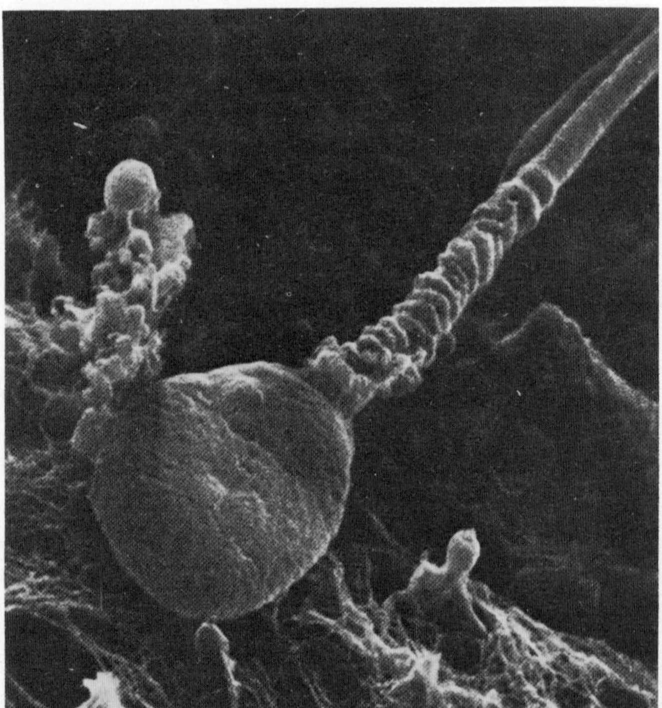

Il momento della fecondazione: lo spermatozoo incontra l'ovulo.

Belle anche così

Per quanto grande sia, il desiderio di maternità è spesso turbato dalla preoccupazione di veder sfiorire il proprio corpo. Come se la perdita di freschezza fosse il prezzo da pagare alla maternità. Aumento di peso, rilassamento dei tessuti e dei muscoli, smagliature, denti cariati, capelli e unghie fragili, caviglie gonfie... un bel programma!
Ecco come prevenire questi inconvenienti. Non è così difficile: si tratta di avvicinarsi alle leggi dell'igiene naturale e di sfatare molti pregiudizi.

L'aumento di peso

Gli animali allo stato libero istintivamente durante la gravidanza mangiano di più. Tuttavia, dopo il parto non restano appesantiti, ma conservano lo stesso peso che avevano prima del concepimento.
Per noi è tutto più complicato.
Dal trenta al quaranta per cento delle obesità femminili compare nel corso di una gravidanza e persiste anche a parto avvenuto. I chili in più dovuti a un'alimentazione ipercalorica sono poi difficili da perdere e, spesso, lo stesso processo di sovrappeso finisce per ripetersi a ogni gravidanza successiva.
Il segreto più importante per far sì che l'avventura della maternità, così ricca sul piano esistenziale, non trasformi del tutto il proprio corpo è l'alimentazione e, naturalmente, la volontà (oltre che un po' di moto!)

È certamente da escludere qualsiasi farmaco per far cessare l'appetito (anoressici), come pure i diuretici o gli ormoni tiroidei. Questi farmaci dimagranti, già pericolosi in tempi normali, durante la gravidanza sono assolutamente proibiti per gli effetti dannosi sul feto.
Anche per la donna incinta, essere eccessivamente grassa costituisce un rischio: l'appesantimento comporta infatti un inutile superlavoro del fegato, dei reni e dell'apparato circolatorio e non è il caso di aggiungere l'obesità agli impegni gravosi della maternità.
L'ideale sarebbe poter iniziare in perfetto peso forma. Successivamente, invece, il controllo del peso non deve essere rigido e non deve costituire un'idea fissa, né per la donna né per il medico. Si è visto che una certa riser-

va di grasso ha un effetto protettivo e predispone all'allattamento: in genere le donne obese producono latte in eccesso, mentre le madri che non ne hanno a sufficienza possiedono scarse riserve di grasso.
L'aumento di peso non è uniforme: durante il primo trimestre non è necessario aumentare, anzi un leggero calo è del tutto normale. Nei mesi successivi si può aumentare da circa un chilo e mezzo per mese a possibilmente non oltre i cinquecento grammi per settimana. In prossimità del parto un leggero calo è del tutto normale ed auspicabile. Esiste una tradizione contadina secondo la quale un breve digiuno di dodici ore (solo acqua), in prossimità del parto, renderebbe il neonato 'affamato' e quindi più desideroso di attaccarsi al seno. Tale pratica è però controversa. Nella persona sana, in perfetto peso forma prima del concepimento, lo stato di gravidanza diventa evidente solo intorno al quinto mese.

E chi inizia già fuori peso forma? L'aumento in questo caso dovrebbe essere minore, lasciando che il corpo consumi una parte del suo eccesso di grasso con un benefico effetto sia sulla gestazione stessa sia sul parto.
Per poter restare entro questi limiti non rimane che controllare regolarmente il proprio peso e l'apporto calorico, non trascurando, però, la qualità dell'alimentazione.

Le smagliature

Sono il guaio estetico più temuto.
Queste striature compaiono sul ventre, sul seno, sui fianchi e sulle cosce nel settanta per cento circa dei casi ed è impossibile farle sparire, mentre si può prevenirle.
Le smagliature sono dovute a un indebolimento dei tessuti connettivi, le cui fibre elastiche, sottoposte a tensione troppo forte, cedono e non riescono più a tornare come prima (un po' come succede a un elastico sottoposto per molto tempo a trazione eccessiva). Dapprima di color rosso scuro, quasi violetto, dopo il parto diventano via via più chiare e, infine, biancastre, simili a screpolature della pelle.
La prima prevenzione consiste nell'evitare grosse differenze di peso, anche se vi sono pelli molto elastiche che riescono a tendersi e poi a ritornare alla norma senza cambiare aspetto.
Anche se il fenomeno smagliature dipende da cause in-

terne, i fattori esterni di prevenzione possono comunque essere un buon aiuto. Ecco alcuni sistemi semplici ma efficaci per prevenire un problema che il mondo medico non ha ancora risolto.

Bagni e massaggi

Il sistema della doccia 'scozzese', acqua tiepida, poi ghiacciata, procura un certo benessere, aumenta la vascolarizzazione locale, cioè la circolazione del sangue. Dato che le smagliature da gravidanza si verificano quando la pelle è arida e tesa, dopo la doccia e il massaggio al guanto di crine passare un prodotto oleoso su tutte le parti del corpo più facilmente soggette alle smagliature: seni, pancia, anche, cosce.
La mandorla si rivela, anche in questo caso, un frutto prezioso in gravidanza: l'olio di mandorle dolci, reperibile nei negozi dietetici o in erboristeria, è un ottimo rimedio, a condizione di essere impiegato fin dai primi giorni. Se non si ha tempo tutti i giorni (di preferenza, la sera), almeno tre volte la settimana.

Il massaggio va eseguito con movimenti circolari della mano finché l'olio non è ben penetrato nella pelle. Secondo gli studi del medico naturista francese Jean Valnet anche l'olio vergine d'oliva, purché di buona qualità, può sostituire a questo scopo l'olio di mandorle dolci (lascia però un odore piuttosto acre).
Un altro rimedio è costituito dal burro di cacao. Alcune gestanti hanno provato a massaggiare la parte addominale, i glutei ed i seni tutti i giorni fino alla nascita del bambino con burro di cacao: nessuna di loro ebbe smagliature, nemmeno chi era ingrassata molto.

Nei negozi 'Body Shop' (gli indirizzi sono nell'Appendice bibliografica e documentaria) esiste una linea creata apposta per mamme in attesa e bambini.
I 'Body Shop' appartengono a una catena di negozi dove si trovano prodotti di bellezza, cosmetici, oli, profumeria e accessori per la cosmesi e la cura del corpo. Tutti i prodotti sono *Cruelty Free*, cioè non sono stati testati sugli animali (causandone sofferenza e morte) e inoltre è possibile 'riciclare la plastica' in quanto i contenitori, una volta esaurito il prodotto, si possono riportare al negozio per venire nuovamente riempiti, con lo stesso o un altro preparato.

I capelli

Le profonde modificazioni ormonali che avvengono in questo periodo coinvolgono anche le ghiandole sebacee del cuoio capelluto: i capelli normali o secchi si trasformano in grassi, mentre i capelli grassi dopo il quarto mese rientrano nella norma e migliorano.
In gravidanza è opportuno utilizzare buoni shampoo naturali agli estratti di ortica e di camomilla, evitando i preparati chimici, soprattutto quando la pubblicità di alcuni shampoo dice che 'donano un supervolume ai capelli'.
Questo vuol dire che sono molto alcalini e proprio per la loro costituzione chimica intaccano la struttura del capello e lo rovinano dopo aver effettivamente dato, per qualche tempo, un maggior volume alla capigliatura.

È senz'altro consigliabile rinunciare alle tinture e alle permanenti. I prodotti che entrano nella composizione delle tinture (acido pirogallico, sali di cadmio, di cobalto, di piombo, eccetera) sono molto tossici, sia per la futura mamma sia per il bambino.
Anche l'henné (un prodotto ricavato da foglie che danno colore rosso) si trova quasi sempre mescolato a sostanze chimiche: quando è allo stato puro colora solo di rosso, mentre gli pseudo henné bruni o neri non sono naturali.

Bisogna fare attenzione anche alle lacche: queste si ritengono colpevoli di provocare violente reazioni al cuoio capelluto e probabilmente a tutto l'organismo.
Per avere riflessi brillanti basta versare sui capelli lavati e strizzati un bicchiere d'acqua fredda a cui avrete aggiunto il succo di un limone o dell'aceto. Valide ricette per la preparazione di shampoo per tinture naturali e, più in generale, per mantenere la bellezza dei capelli si trovano nel libro *Il mio erbario di bellezza* dell'erborista francese Maurice Messegué. Durante il puerperio alcune donne perdono molti capelli e talvolta compare calvizie a placche. Il fatto non deve preoccupare eccessivamente, in quanto è un fenomeno transitorio dovuto alla demineralizzazione conseguente alla gravidanza e all'allattamento.

I denti

«Ogni figlio un dente» tramanda un vecchio detto popolare. Molti odontoiatri, viceversa, sostengono che non

c'è alcun rapporto fra gravidanza e carie della mamma: il feto non 'ruba' affatto il calcio che gli serve per crescere dalle ossa e dai denti materni, in quanto i fattori di decalcificazione agiscono solo sui denti in via di formazione, ma non su quelli definitivamente già formati.
Più che la perdita di calcio, come comunemente si crede, sembra giochino un ruolo importante gli squilibri ormonali (le gengive diventano più sensibili e più facili alle infezioni in rapporto agli estrogeni) e la saliva stessa, in questo periodo più ricca di acido saccarico che, come si sa, ha un effetto negativo sui denti.

Che cosa fare

La prima cosa da fare in vista di un figlio è un'accurata visita dentistica. Infatti non è tanto la gravidanza quanto la trascuratezza la causa principale delle carie (e questo non solo quando si aspetta un bambino!)
Spesso sono necessarie alcune radiografie e, pur comportando queste quantità minime di raggi, è meglio farle prima del concepimento. Inoltre è opportuno richiedere l'ablazione del tartaro: questa operazione di pulizia non è possibile con il solo spazzolino (l'effetto antitartaro di alcuni dentifrici è pura invenzione pubblicitaria), ma va eseguita con uno speciale strumento. L'ideale, insomma, è mettersi nella condizione... dei cosmonauti, che non possono permettersi di soffrire il mal di denti.

È necessario prendere un supplemento di fluoro per rafforzare lo smalto dei denti? Molti dentisti lo consigliano. In realtà, come osserva l'odontoiatra Ermanno Acht, il fluoro passato su un dente sporco perde enormemente di efficacia.
Prendere compresse al fluoro, usare dentifrici al fluoro senza andare con lo spazzolino fino in fondo su tutti i denti e su tutta la superficie del dente, effettuare la ionoforesi al fluoro da un dentista che prima non faccia una scrupolosissima igiene orale e un controllo della dieta è del tutto inutile.

Riguardo poi alla sua innocuità, proclamata dalla stragrande maggioranza del mondo sanitario, Ionel Rapaport, dell'Istituto di psichiatria dell'Università del Wisconsin, partendo dall'osservazione che i bambini mongoloidi hanno, in genere, una bellissima dentatura, ha scoperto e documentato in una serie di articoli la

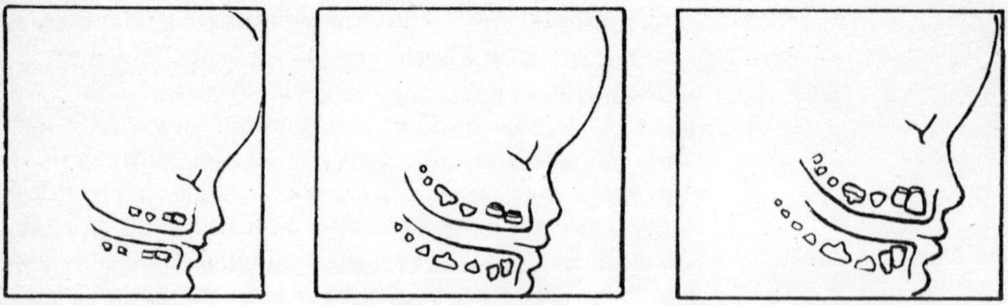

La carie dentaria è un fenomeno che ha assunto oggi proporzioni vastissime. Molti bambini hanno denti cariati già nei primi anni di vita, mentre si osservano deformazioni ossee ed accavallamento dei denti (provocato dal restringimento della mascella) in un numero crescente di casi. Secondo lo statunitense Weston Price (che ha studiato la dentatura di molte popolazioni al fine di compararne lo stato di salute con l'alimentazione), la carie non è tanto legata all'abuso di zucchero o alla cattiva igiene dentaria quanto alla degradazione della qualità dell'alimentazione. Egli ha osservato infatti che i popoli primitivi che si nutrivano in modo tradizionale avevano denti in perfetto stato finché non entravano in contatto con l'alimentazione industriale dei paesi più civilizzati. Allora iniziavano a comparire le carie, seguite da altre manifestazioni patologiche (sembra che la carie dentaria costituisca sempre il primo segno di degradazione della salute). L'alimentazione di questi popoli, paragonata con quella occidentale, risultava essere molto più ricca di vitamine e di sali minerali. Il ruolo dell'alimentazione materna in gravidanza, per lo stato di salute dei denti del bambino, è molto più importante di quanto si creda, poiché i denti si sviluppano già nella vita intrauterina. Nel disegno la dentatura in germe a cinque e sette mesi di gestazione e alla nascita.

stretta correlazione tra la concentrazione di fluoro nell'acqua potabile e l'incidenza di casi di mongolismo.

È pur vero che il fluoro è un elemento naturale e che è necessario all'organismo umano, ma è ben diverso ingerirlo puro, sotto forma di farmaco, dall'assumerlo così come si trova in natura, associato ad altri sali, per esempio cucinando con sale marino integrale. Insomma, una ragione in più per astenersi da questo tipo di 'profilassi'.

Le varici

Da sempre medici e scienziati sono alla ricerca del perché le vene varicose sembrano affliggere più le donne degli uomini e sembrano perseguitare le gestanti.

Lo studioso inglese Denis P. Burkitt, noto per i suoi studi sulle fibre alimentari, ha recentemente pubblicato sul 'British Medical Journal' la sua innovativa teoria circa l'insorgenza di questo disturbo, riscuotendo un ampio consenso dalla classe medica internazionale: il tipo di alimentazione e non la gravidanza sarebbe la causa principale delle vene varicose. I fatti lo confermano: in molte popolazioni africane che si nutrono con alimenti non raffinati l'incidenza di questo disturbo è bassissima, nonostante un numero di gravidanze per ogni donna superiore a quello europeo.
Le difficoltà di svuotamento intestinale, spiega Burkitt, provocano un aumento di pressioni intraddominali che vengono trasmesse in basso alle vene superficiali della gamba dopo lo sfiancamento delle valvole. Queste pressioni infatti, in condizioni normali, vengono sostenute dalle valvole e quindi, se la loro funzione viene interrotta, inizia il processo che produce le varici e le emorroidi (che sono anch'esse varici della regione anale).

Che cosa fare

È importante normalizzare la funzione intestinale, abituando l'organismo ad almeno un'evacuazione giornaliera, bevendo molta acqua e preferendo alimenti ricchi di fibre.
Molti medici sono ormai convinti che le varici e le emorroidi, a parte la predisposizione costituzionale, come per tutte le malattie, sono sostenute da congestioni del piccolo bacino, il cui punto di partenza sono appunto la stitichezza e le fermentazioni intestinali.

È anche opportuno dormire tenendo alte le gambe (con un cuscino sotto il materasso) o rialzando i piedi del letto.
La camera da letto non deve essere riscaldata: basta chiudere il termosifone in questa stanza e aggiungere una coperta di lana.

Per prevenire le varici bisogna evitare i bagni caldi, le lunghe esposizioni al sole e le depilazioni alle gambe con cerette calde: il calore ha infatti un effetto vasodilatatore (cioè favorisce la dilatazione dei vasi sanguigni).
Evitare anche di stare a gambe accavallate (questa posizione provoca inutili rallentamenti alla circolazione) e di usare calzettoni a metà gamba o indumenti troppo stretti. È questo il consiglio di molti angiologi (gli specialisti di malattie dei vasi sanguigni), anche se in effetti alcune popolazioni che vivono in condizioni tribali spesso adottano legacci e paramenti molto costrittivi, ma non conoscono questo disturbo.

Le unghie

Le unghie sono una spia delle condizioni interne del nostro corpo. In questo periodo possono spaccarsi facilmente e diventare più fragili: tutti segni di mancanza di fosforo, calcio, zolfo e silice.
La dieta, anche in questo caso, è il miglior correttivo: latticini, pesce, uova, lievito di birra, mandorle, miglio.
C'è chi afferma, per averlo sperimentato, che mangiare mandorle è molto utile per fortificare le unghie (ne bastano tre-cinque al giorno).
Dato che il feto è ricchissimo di silice e il venti per cento delle unghie è appunto costituito da questo elemento, Jean Valnet, il noto studioso francese di fitoterapia, consiglia di prendere una dose supplementare di silice.
E non solo per ragioni estetiche: la perdita di silice che determina lo sfaldamento delle unghie precede, infatti, la perdita di calcio e la demineralizzazione ossea.

Il mezzo migliore per apportare silice all'organismo sta nel prendere silice vegetale sotto forma di asperella, polverizzata o in decotto. Questa pianta della famiglia delle equisetacee è uno dei vegetali più ricchi al mondo di silice, ne contiene infatti il settanta per cento.
La si trova inoltre nella buccia dei frutti, nella pellicola

dei cereali (crusca), nell'aglio, nello scalogno, nella cipolla, nei legumi freschi e nella carne in genere.
Per la cura esterna non c'è niente di meglio di una lucidatura giornaliera con uno spazzolino di velluto (quei vecchi *polissoir* così diffusi prima dell'avvento degli smalti). Quest'azione stimolatrice favorisce la crescita della cheratina, contribuendo, così, a rafforzare le unghie.

Cura del seno e dei capezzoli

Il ginecologo, già alla prima visita di controllo, così come vi ascolta il cuore dovrebbe prendere in esame il seno in vista dell'allattamento. Purtroppo non tutti lo fanno. Esaminatelo quindi voi stesse.
Molte donne, pur non avendo fatto niente di particolare prima, non hanno alcun problema ad allattare, qualunque sia la durata o la frequenza della poppata; altre, invece, accusano tali dolori non appena il piccolino si mette a succhiare che finiscono per rinunciare. Dato che non si può sapere in anticipo se apparterrete alla categoria fortunata, è prudente seguire qualche semplice accorgimento.

Per preparare adeguatamente i capezzoli all'allattamento è consigliabile massaggiarli dapprima con un ruvido asciugamano asciutto e, più avanti, con un guanto di crine. Con questo trattamento preventivo fin dai primi mesi di gravidanza il tessuto dell'areola mammaria diventa più spesso e robusto e quindi meno soggetto a ragadi durante l'allattamento.
Non usate il sapone sui capezzoli: il sapone secca la pelle e rischia di provocare screpolature. Anche l'alcol e la glicerina sono da evitare, in quanto induriscono il capezzolo rendendolo più fragile. Per l'igiene quotidiana è sufficiente lavarsi il seno con semplice acqua fredda.
Nel corso del nono mese sarà utile applicare dopo il massaggio una crema emolliente o un olio (per esempio quello di mandorle, che già si usa come antismagliature) per ammorbidire il tessuto reso già robusto.
La Leche League, la Lega internazionale del latte, l'organismo più competente in fatto di allattamento materno, consiglia, qualche settimana prima della data prevista per il parto, di cominciare a spremere il colostro (il liquido che precede la montata lattea) da entrambi i seni. Questa operazione provoca l'apertura dei canali lattiferi

e, di conseguenza, evita l'ingorgo che talvolta si forma al momento della montata lattea.

Capezzoli piatti

Non sono una controindicazione all'allattamento, ma si tratta di porvi rimedio. Per rendere il capezzolo più protrattile in vista dell'allattamento, è bene stimolarlo delicatamente prendendolo fra il pollice e l'indice e tirandolo per qualche secondo finché non esce fuori. Questo esercizio va ripetuto alcune volte il giorno. Un'altra possibilità, più semplice e piacevole, è quella di farsi succhiare il seno per qualche minuto dal proprio partner: la suzione favorisce infatti la fuoriuscita del capezzolo.

Capezzoli infossati o invertiti

Se i capezzoli reagiscono alla stimolazione rientrando invece di erigersi, vuol dire che sono 'ombelicati' o 'invertiti'. I capezzoli completamente invertiti sono rari, più frequenti quelli leggermente rientranti, se a riposo. È possibile correggere questo difetto indossando speciali dischetti di plastica che, applicati al seno, esercitano una continua e regolare pressione indolore che, gradualmente, spinge i capezzoli in fuori, attraverso un'apertura centrale.

I dischi di Woohwich, così si chiamano, non sono una novità, ma vengono usati da trent'anni con successo dagli ostetrici inglesi. Naturalmente la durata del tempo per il quale i dischi devono essere indossati varia con il grado del difetto e comunque vanno sempre usati a ragion veduta e non costantemente. Se i capezzoli si ritraggono profondamente, viene consigliato di indossarli a partire dal terzo mese.

Questi dischetti, difficili da trovare in commercio, possono essere richiesti direttamente alla Lega del latte che ne consiglia l'uso a questo scopo.

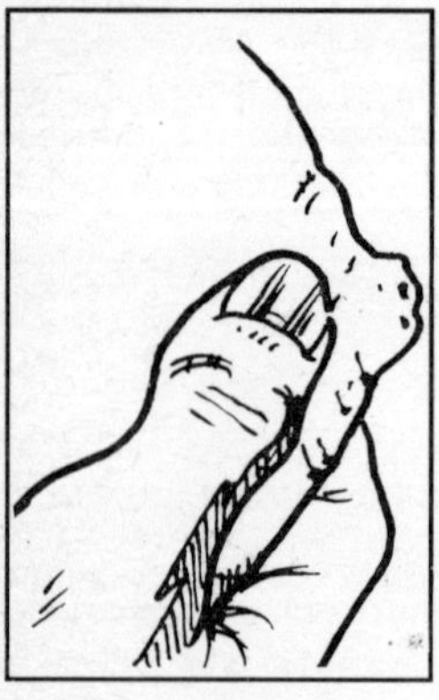

Capezzolo normale.

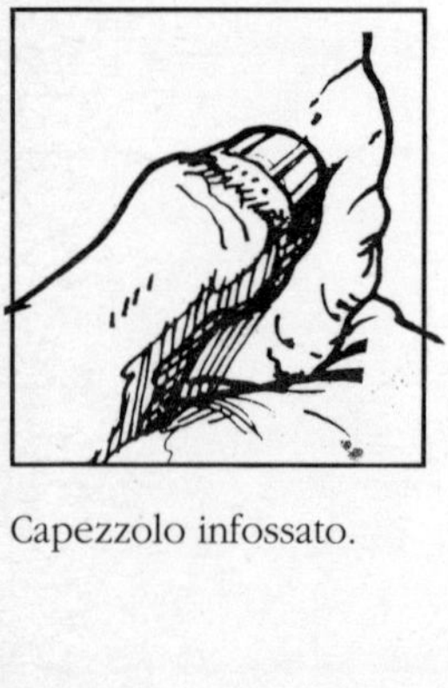

Capezzolo infossato.

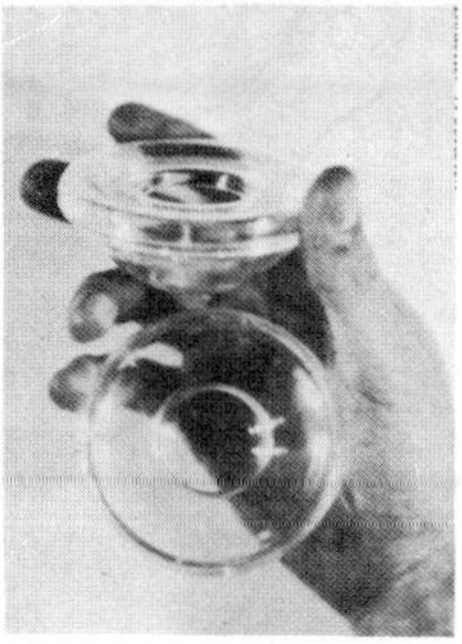

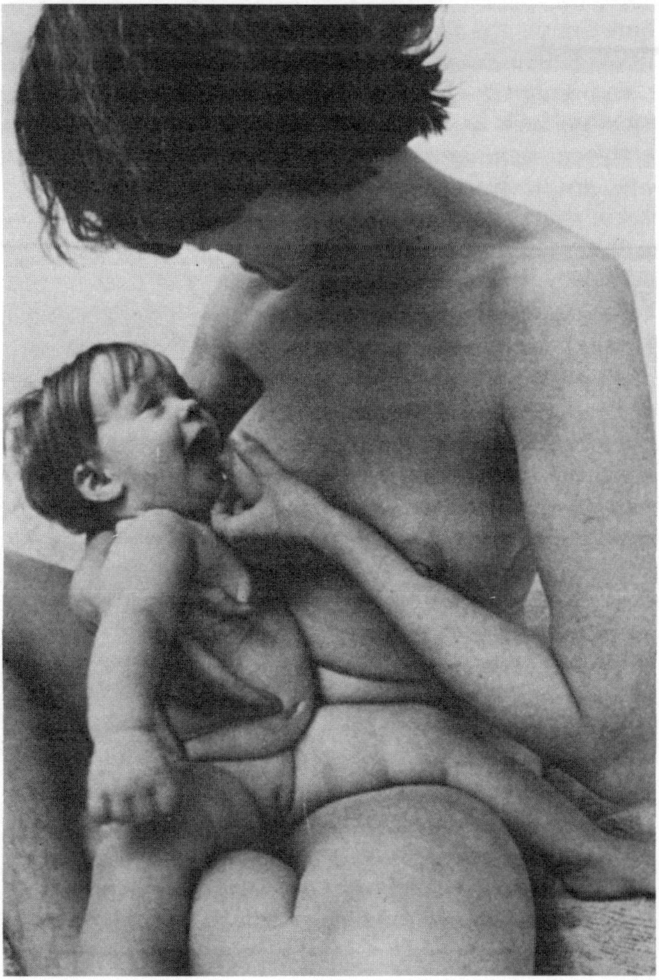

Le nuove necessità nutrizionali della donna incinta

La scienza negli ultimi anni ha chiaramente definito le necessità nutrizionali della donna incinta, il cosiddetto 'costo calorico della gravidanza', il surplus di proteine, di sali minerali e di vitamine.
Tuttavia, anche fra i medici che riconoscono l'importanza della nutrizione in gravidanza c'è la tendenza a considerare tutte le donne ben nutrite, a meno che non presentino segni evidenti di carenze nutrizionali, come l'anemia. Viceversa, questo aspetto non dovrebbe essere dato così per scontato, ma di volta in volta verificato.

Mangiare per due o scegliere per due

In tutte le visite mediche consigliate nessuno domanda mai con quali alimenti ci si nutre, se si beve latte, vino o Coca Cola, se si mangiano insalate o si aprono scatolette. La bilancia sembra essere la più importante preoccupazione dei ginecologi. Il controllo dietetico non fa ancora parte delle cure prenatali e gli stessi consultori sono ancora lontani dall'affrontare questi problemi.
Eppure, non soltanto quanto, ma che cosa la donna mangia è cruciale per il benessere del nascituro.
L'ottanta per cento di seicento donne prese in esame dalla dottoressa Mary Ellen Avery dell'Università John Hopkins aveva preso, per esempio, dosi di proteine insufficienti. E non per problemi di denaro (appartenevano tutte alla classe media), semplicemente sceglievano alimenti sbagliati.
Il fenomeno riguarda in particolare le gravidanze delle giovanissime. Le adolescenti infatti, per perdere peso, seguono spesso diete senza logica, saltano i pasti e vivono di spuntini (gelati, panini e pizze), senza rendersi conto del danno che procurano al loro corpo.
Non vale l'abitudine di mangiare molto a un pasto e poco a quell'altro; o addirittura digiunare. I disordini nuocciono a vostro figlio; senza contare che molte delle vitamine necessarie non vengono accumulate nell'organismo materno.

La gravidanza può essere un'ottima occasione per far

conoscenza con la dietetica. Premettiamo subito che non esiste un'alimentazione standard ideale per tutte le gestanti, in quanto ogni organismo ha problemi metabolici particolari (assimila e reagisce ai cibi in maniera diversa) e lo stato di salute all'inizio o durante la gestazione può determinare necessità singole. Tuttavia, buone regole d'igiene alimentare comuni a tutte esistono. Conoscerle sarà, fra l'altro, utile per tutta la vita.

Quante calorie in più?

I dietologi consigliano di consumare 150 calorie al giorno più del normale nel primo trimestre, mentre nel secondo e nel terzo le calorie da consumare in più sono 350. Questo in pratica vuol dire che se la dieta quotidiana seguita prima dell'attesa comportava l'introduzione di circa 2500 calorie, la dieta dei primi tre mesi di gravidanza dovrà apportarne 2650, che saliranno a 2850 nei mesi successivi. Come fare per aggiungere 150 calorie alla dieta normale? Basta integrare nell'alimentazione quotidiana uno di questi alimenti, in alternativa:
- 250 grammi di latte intero
- 1 uovo e 25 grammi di pane
- 50 grammi di formaggio
- 25 grammi di pane e 50 grammi di carne.

Per totalizzare 350 calorie in più, invece, basta aggiungere, in alternativa, uno di questi alimenti:
- 300 grammi di latte intero e 50 grammi di pane
- 50 grammi di pane e 125 di carne
- 50 grammi di pane e 70 grammi di carne e 1 cucchiaio di olio (extravergine di oliva).

Tutto questo se la vostra dieta fornisce intorno alle 2700 calorie. In realtà, il tipo di alimentazione attuale è già molto calorico: mediamente l'apporto giornaliero si aggira infatti intorno alle 3300 calorie. Sembrerebbe invece opportuno, anche secondo gli esperti dell'Istituto nazionale della nutrizione, scendere a quota 2700 per migliorare la propria salute.

Le proteine

Sono il mattone costruttivo di tutti i tessuti del corpo e sono di grande importanza, lo abbiamo visto, per la produzione delle cellule del cervello. In quanto a calorie, un grammo ne fornisce quattro.

Il fabbisogno

Attualmente l'Accademia nazionale delle scienze raccomanda almeno 76 grammi di proteine al giorno (30 grammi in più); altri esperti, seguendo la teoria secondo la quale un'alimentazione ad alto contenuto proteico allontana il rischio di tossiemia (cioè di quel pericoloso stato patologico che si manifesta con gonfiori e albumina nelle urine), suggeriscono almeno 100 grammi al giorno a partire dal quinto mese.
È molto improbabile che siate in carenza di proteine. Alimentandosi comunemente è facile cadere nell'eccesso opposto. In linea di massima la nostra alimentazione è più che sufficiente per garantire anche il surplus di apporto proteico per la costruzione del nuovo organismo.
Mezzo litro di latte, due uova, 125 grammi di carne (che è l'apporto proteico suggerito alle donne incinte da molti autori) rispecchiano la tendenza iperproteica della tradizionale scienza dell'alimentazione. Tendenza che dovrebbe, comunque, essere rivista, dato che la stessa FAO (l'organizzazione internazionale per l'agricoltura e l'alimentazione) ha recentemente riconosciuto che le dosi proteiche che si ritenevano necessarie (un grammo o un grammo e mezzo per chilo di peso corporeo) erano abbondantemente sopravvalutate e che la metà era sufficiente. Non diamo comunque troppa importanza alle norme e al calcolo delle razioni. Si tratta di indicazioni di massima utili per conoscere la composizione di ogni alimento (tante calorie, tante proteine, tanti zuccheri, tanti grassi), ma non vanno prese troppo rigidamente; un cibo è molto più della somma dei suoi componenti scoperti all'analisi chimica.

Le fonti principali

A titolo indicativo 15 grammi di proteine sono fornite da:
- 2 grosse uova o 3 piccole
- 50 grammi di carne/pesce/pollame
- 60 grammi di formaggio (tipo parmigiano)
- 2 tazze di latte o yogurt
- 1 tazza di fagioli secchi o lenticchie o piselli o ceci
- 3/4 di tazza di fagioli di soia
- 1/2 tazza di ricotta
- 1/2 tazza di semi di girasole
- 4 cucchiaini di burro di arachidi
- 15 noci

Quali scegliere

Negli opuscoli che trattano questioni di igiene prenatale, molto diffusi negli Stati Uniti, in Inghilterra e in Russia, il latte, per la sua ricchezza di calcio (118 milligrammi per litro) e di fosforo (93 milligrammi per litro), due elementi indispensabili per la costituzione dello scheletro umano, viene considerato un alimento basilare e se ne consiglia addirittura un litro al giorno.

Il latte, comunque, non deve essere una medicina obbligatoria e chi prova avversione verso questo alimento tralasci tentativi che, nel caso di intolleranza gastrointestinale, possono risultare dannosi. Ciò che conta, infatti, non è il latte, ma il calcio.

Inoltre si tralascino il latte vaccino e le uova nel caso di malattie allergiche, come orticarie croniche, eczemi, bronchiti asmatiche. Alcune forme allergiche sarebbero infatti ereditarie (se uno dei genitori è allergico c'è una probabilità del cinquanta per cento che lo sia anche il figlio e se lo sono entrambi le possibilità salgono al sessanta per cento) e recentemente alcuni studiosi inglesi e svedesi hanno messo a punto la possibilità di prevenire le malattie allergiche nei neonati invitando la madre a seguire già in gravidanza una dieta particolare, che escluda latte e uova.

Le carni forniscono proteine cosiddette 'nobili' perché contengono otto dei ventitré aminoacidi utilizzabili per costruire le proteine. Questi otto sono detti 'essenziali' perché l'organismo non può sintetizzarli da solo, ma deve assumerli direttamente con il cibo. Accanto a questa proprietà la carne presenta tuttavia caratteristiche poco desiderabili, come residui degli ormoni sintetici e degli antibiotici che vengono utilizzati nell'allevamento del bestiame. E perfino di pesticidi: il foraggio con cui gli animali vengono nutriti ne contiene in abbondanza.
Questi residui vengono trasferiti attraverso la placenta prima e poi con il latte materno e, dato che si ignorano gli effetti sul neonato, è bene fare uno sforzo per minimizzare la loro presenza.
In ogni caso è meglio dare la preferenza alle carni 'alternative' (pollo, coniglio, eccetera) o al pesce di carne bianca (sogliola, branzino, orata), scegliendo, per quanto possibile, animali non di allevamento; fate comunque

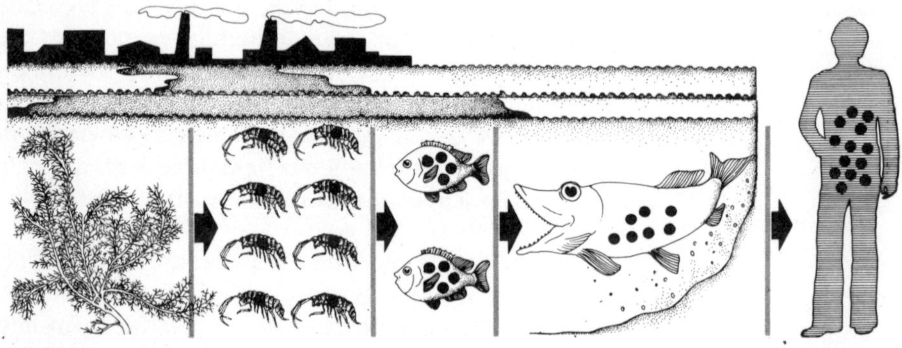

Quando 'il pesce grosso mangia il pesce piccolo' il suo organismo assimila, assieme a proteine, grassi e zuccheri, anche le sostanze tossiche accumulatesi nel secondo nel corso della sua esistenza e che solo in minima parte vengono eliminate. Lo stesso avviene passando da un anello all'altro di quella che si definisce la 'catena alimentare', in cui le piante forniscono l'alimento per gli animali erbivori e questi per i carnivori. Le sostanze tossiche presenti nell'ambiente raggiungono dunque una concentrazione sempre maggiore a mano a mano che si sale nella catena alimentare, al termine della quale si trova l'uomo. Questa è una delle ragioni per cui si dovrebbe limitare il consumo di carne, in particolare delle parti grasse e degli organi filtro degli animali (fegato, reni), dove si depositano generalmente le sostanze tossiche e dare la preferenza alla carne di animali giovani e di piccola taglia fra i pesci. Nel disegno è rappresentata la concentrazione dei residui tossici durante i passaggi nella catena alimentare.

attenzione che l'apporto proteico globale sia per metà di origine animale e per metà di origine vegetale.

Fino a qualche tempo fa si diceva che le proteine vegetali avessero un valore nutritivo inferiore a quello delle proteine animali.
Dopo anni di ricerche e di studi si è scoperto che molti vegetali forniscono invece proteine che contengono quasi tutti gli aminoacidi essenziali, anche se in quantità tale da non essere sufficienti a coprire il nostro fabbisogno proteico.
Integrando però queste proteine vegetali con alimenti che contengono gli aminoacidi mancanti si possono avere miscele proteiche di valore biologico uguale a quello della carne.
Questo principio di complementarità delle proteine si trova in molti piatti regionali come riso e piselli, pasta e fagioli, pasta e ceci, torta di riso, polenta con latte e formaggio (polenta valdostana).

I lipidi (o grassi)

Forniscono un elevato numero di calorie (un grammo dà nove calorie). È opportuno che l'apporto di calorie di origine lipidica non superi il trenta-trentacinque per cento dell'apporto calorico totale. I grassi sono importanti come trasportatori di alcune vitamine (la A e la D) e danno, sotto forma di condimento, maggior appetibilità ai cibi.

Il fabbisogno

È importante che la quota di grassi non subisca grosse variazioni in senso quantitativo: si ritiene che la donna incinta necessiti di un grammo per ogni chilo di peso corporeo, compresa la quota lipidica nascosta negli alimenti. Anche alimenti apparentemente non unti, come la frutta secca, contengono una certa quantità di grassi: 100 grammi di mandorle, noci, nocciole, ne contengono 55 grammi e un uovo crudo non condito 6 grammi.
La quota di grassi varierà naturalmente in funzione della stagione in cui la gravidanza si svolge. In inverno l'organismo ne richiederà un po' di più. Va ricordato, inoltre, che nella nostra alimentazione i grassi invisibili (condimenti, biscotteria, additivi...) rappresentano più della metà dei grassi consumati.

Le fonti principali

I grassi di origine vegetale sono gli oli d'oliva, di mais,

di girasole, di arachidi, la frutta secca (pinoli, noci, nocciole, mandorle), i semi di girasole e di sesamo. I grassi di origine animale sono il burro, la panna, alcune margarine, lo strutto.
Almeno metà dei grassi è meglio sia vegetale.

Quali scegliere

Precisiamo anzitutto che in generale la scelta dei grassi è di estrema importanza per la salute. Molte malattie metaboliche vengono infatti ricondotte, o per lo meno collegate, a un'alimentazione ricca di particolari grassi 'saturi', mentre l'altra categoria di grassi 'insaturi' non sembra sollevare problemi.
I più sani sono quelli che contengono la maggior quantità di acidi grassi insaturi: il burro crudo (la cottura lo arricchisce di acidi grassi saturi), l'olio d'oliva, l'olio di girasole.

È raccomandato, in particolare, l'olio extravergine di oliva (meglio se di prima spremitura a freddo) sia per la sua ricchezza di vitamine A e D, sia perché usato crudo è digeribilissimo, come pure per il maggior contenuto di acidi grassi polinsaturi, che sono essenziali per l'organismo in crescita. Fra questi, il principale, l'acido linoleico o vitamina F, ricopre un ruolo importante nella crescita, nello sviluppo e nel mantenimento delle funzioni vitali, nella protezione della pelle, e ha effetti sulla riproduzione. La sua carenza in gravidanza può determinare alterazioni nello sviluppo del sistema nervoso e, in particolare, del cervello del feto. Comunque ne bastano 10-15 grammi al giorno.
Questa quantità è contenuta in 100 grammi d'olio d'oliva e in 50 grammi di olio di arachidi; anche se gli oli di mais, di girasole, di soia ne contengono più del cinquanta per cento, è comunque consigliabile preferire quello d'oliva extravergine. Gli esperti di nutrizione più aggiornati scartano infatti l'olio di mais, perché non è possibile ottenerlo per semplice spremitura a freddo e l'olio di arachidi subisce, in genere, troppi trattamenti chimici.

Due parole sulle margarine vegetali. Queste non dovrebbero comparire in un'alimentazione sana, anzitutto perché molte volte non sono affatto vegetali (vengono preparate con oli di balena e di foca, in cui predominano gli acidi grassi saturi). Questi acidi grassi prevalgono

anche nella noce di cocco e di palma che servono di solito per la fabbricazione delle margarine vegetali, ma subiscono tali e tante elaborazioni chimiche (con acido solforico, solfato acido di sodio, lisciva di soda concentrata, eccetera) che nulla resta di vegetale.
È bene evitare o eliminare al massimo i prodotti industriali che contengono grassi idrogenati (grassi cioè che hanno subìto trattamenti chimici). Basta leggere le etichette. Per limitare l'ammontare di grassi saturi nella dieta basta orientarsi verso animali che ne contengono meno (pesce e pollame) e trarre una parte del fabbisogno proteico dai sottoprodotti animali (uova, latticini).

In caso di sovrappeso

Mangiare insalate scondite (come alcuni dietologi ancora consigliano) è un sacrificio inutile: qualche goccia di buon olio, oltre a rendere il piatto più gradevole, favorisce l'assimilazione delle vitamine liposolubili contenute nelle verdure.
Altri sono, semmai, i grassi da ridurre in caso di eccesso di peso: quelli contenuti in certi intingoli, nelle carni grasse, negli insaccati, nelle torte, nei gelati.

Gli idrati di carbonio (o glucidi o zuccheri)

I cibi di questo gruppo sono molto energetici (un grammo fornisce nove calorie) e sono particolarmente graditi in questo periodo.
Le fonti principali in ordine d'importanza sono tutti i cereali (riso, grano, orzo, miglio, avena) e i prodotti derivati (pane, farine, paste, biscotteria, castagne), verdure non a foglia verde (carota, barbabietola rossa, patata), miele, melassa, zucchero, alcol (comunque da evitare o da ridurre al minimo).

Il fabbisogno

Il fabbisogno giornaliero della donna in gravidanza è all'incirca uguale a quello della non gravida, circa 400 grammi al giorno, cioè l'equivalente di 350 grammi di pane, 50 grammi di cereali, da 40 a 120 grammi di zucchero, marmellata o cioccolato, ai quali va aggiunto lo zucchero della frutta.

Negli ultimi trent'anni anche in Italia, come del resto in tutti i paesi industrializzati, il consumo di cereali è andato progressivamente calando a favore dei farinacei (patate) e dello zucchero industriale. Prima dell'ultima guerra il

consumo medio *pro capite* di zucchero in Italia era inferiore ai 9 chili, mentre nel 1970 superava i 27 chili.
Questa tendenza ha gravissime conseguenze per la salute, come ha ben documentato lo scienziato inglese John Yudkin nel suo libro *Puro, bianco, ma nocivo*. Senza addentrarci nel 'problema zucchero', basti pensare che lo zucchero, anche quello grezzo, è un 'ladro di calcio e di vitamina B'.
L'aver sostituito i cereali integrali (grano, riso, orzo, mais, miglio, grano saraceno, segale), che fino al principio dell'era industriale costituivano il sessanta-novanta per cento dell'alimentazione umana, con pseudo-alimenti costituiti da prodotti raffinati (zucchero, farina tipo 00, grassi) e dalla carne, sembra essere una delle cause di molte cosiddette 'malattie della civilizzazione' (stitichezza, disturbi circolatori, obesità...) che indubbiamente colpiscono anche le donne incinte. Inoltre, una dieta che non trascuri i cereali (almeno un piatto al giorno) ha un effetto positivo sulla futura lattazione, in termini sia quantitativi sia qualitativi.

I cereali fanno veramente ingrassare?

È un'annosa questione: i cereali fanno ingrassare? In caso di sovrappeso vanno aboliti? È il consiglio di molti ginecologi alle gestanti in sovrappeso. Alcuni arrivano persino a limitare il pane.
Anche nelle diete ipocaloriche (ma in gravidanza scendere al di sotto delle 1500 calorie può essere pericoloso!) la quota glucidica non va ridotta più di tanto. Mangiare solo bistecche, prosciutto, insalata e verdure scondite e bere spremute comporta un superlavoro per l'organismo: infatti, se c'è carenza di glucidi, il corpo li ricava a partire dalle proteine e questo processo, oltre che innaturale, lascia scorie da eliminare.
E non è proprio il caso di aggiungere altri problemi metabolici a un organismo che ne ha già fin troppi, dovendo dar vita e forza a un nuovo essere.

Recentemente alcuni studiosi consigliano, per dimagrire (oltre che per mantenersi in buona salute), di introdurre nella propria dieta menù a base di cereali integrali e verdure.
Come è possibile che i cereali, ricchi di zuccheri, accusati con i grassi di essere i principali responsabili dell'obesità, facciano dimagrire?

Con molta chiarezza l'agronomo francese Claude Aubert smonta questo pregiudizio scientifico. Infatti i cereali assorbono durante la cottura circa il doppio del loro volume di acqua e quindi 1 grammo di grano saraceno, di miglio o di semolino non contiene che 1,2 calorie.
Al contrario, un grammo di zucchero raffinato o no dà 4 calorie e un grammo di olio o burro ben 9.
Consumando quindi cereali integrali cotti ci si nutre meglio con meno calorie, raggiungendo prima la sazietà.

Quali zuccheri scegliere

Come già per altri casi, in questo gruppo di alimenti conta soprattutto la scelta. Tutti i dietologi concordano nel dire che è meglio dare la preferenza agli amidi (pane, pasta, riso, orzo, castagne, patate) rispetto allo zucchero, alle marmellate, al cioccolato e ai dolci in genere.
Questo sia perché gli zuccheri degli amidi vengono assorbiti dall'organismo più lentamente, sia perché lo zucchero apporta solo 'calorie vuote', prive di vitamine, proteine e sali minerali.
In 5 grammi di zucchero ci sono 5 grammi di zucchero e basta. In 100 grammi di pane troviamo, oltre ai 5 grammi di zucchero, proteine, vitamina B, calcio, fosforo e, se il pane è un buon pane integrale, anche ferro.
Ci sono 5 grammi di zucchero anche in mezzo bicchiere di succo d'arancia, ma in più ci sono vitamina C e potassio. Si può soddisfare il proprio bisogno di zuccheri semplicemente con quelli contenuti nella frutta e nella verdura.

Sembra che la nociva abitudine di dolcificare abbia origine ancor prima della nascita. Secondo alcuni ricercatori dell'Università di Bethseda, il figlio di una madre accanita consumatrice di dolci (con un elevato tasso di zucchero nel sangue) nascerebbe già con una spiccata tendenza all'abuso di zucchero.
Se poi il neonato non viene allattato al seno, il saccarosio presente nei latti artificiali, molto più dolce del lattosio (lo zucchero del latte), lo avvierà a sviluppare una predilezione per il gusto molto dolce. Fra i dolcificanti si scelgano dunque i meno raffinati, per esempio la melassa nera o lo zucchero tipo 'Panela', in cui, accanto al glucosio, al fruttosio e al saccarosio, si trovano molti sali minerali.
Cyril Scott, il giornalista inglese che ha pazientemente registrato tutti i fatti di sua conoscenza sugli effetti della melassa, nel libretto *Il miracolo nero* racconta che molte

future madri cui si propose di prendere la melassa in gravidanza ebbero non solo un parto facile, ma diedero alla luce figli particolarmente sani.

Chi non riesce a privarsi del cioccolato può orientarsi verso quello amaro (ha il 18 per cento di zucchero, mentre quello al latte ne ha il 54 per cento) o il cioccolato di carruba, che si può trovare nei negozi di alimenti naturali, e di cui esistono diverse versioni (con nocciole, con uvetta). Fra i cereali si scelgano i più ricostituenti, proteici e digeribili, quali il riso, il miglio e l'orzo.
L'orzo che, se ben cucinato, può essere un piatto squisito, è ricchissimo di silice che, oltre a favorire l'assorbimento del fosforo, è necessaria per la formazione delle ossa e dei denti.
È bene consumare solo riso integrale o semilavorato e non riso brillato o perlato (riso bianco raffinato). Ha bisogno di più tempo di cottura, oppure occorre tenerlo a bagno qualche ora prima di cuocerlo. In gravidanza il fabbisogno di vitamina B_6 aumenta: questa vitamina è indispensabile per combattere il vomito e la nausea.
L'operazione della brillatura toglie al riso proprio la B_6 e tutte le altre vitamine del gruppo B.

Raymond Dextreit, uno dei massimi esperti sui metodi di cura naturali, ci dice che il miglio ha il merito di impedire l'aborto, di supplire alle carenze della donna incinta e di contribuire alla difesa contro le infezioni.
Le sostanze amidacee presenti nel miglio sono in quantità leggermente inferiori a quelle del grano, in compenso il miglio è più ricco di grassi e di sostanze azotate ed è il cereale a più alto contenuto di vitamina A, importante per lo sviluppo futuro dei denti.

Un suggerimento

Di solito si consiglia di consumare i cereali preferibilmente il mattino (perché da circa dieci ore l'organismo non riceve più materiale energetico) e la sera, perché gli amidi, dato che vengono assimilati lentamente, coprono nelle ore del sonno le necessità metaboliche materne e del feto che si va sviluppando. Tra l'altro, con una colazione di tipo solido (pane tostato, fette biscottate con miele, fiocchi d'avena, torta di riso) molte donne riescono a controllare meglio quel senso di nausea che si può avvertire appena sveglie.

Respirare è un modo di nutrirsi

Anche l'aria, oltre ai cibi solidi e alle bevande, è un alimento. L'ossigeno è un alimento fondamentale per la vita delle cellule.
Durante i nove mesi di gestazione il feto non può respirare che attraverso sua madre. Questa, quindi, deve respirare per due.
Un quinto del sangue ossigenato della madre va alla placenta e il più piccolo disturbo respiratorio materno si ripercuote, amplificato, sullo sviluppo del feto.
In tutte le civiltà antiche e specialmente in Egitto il valore della respirazione materna era noto. Oggi è scientificamente confermato.

Due ricercatori del Centro ostetrico dell'Università di Pennsylvania, i dottori Raiha e Bishop, hanno dichiarato che secondo loro la ragione per cui i bambini nascono prematuramente e in certi casi morti è da ricercare nella loro insufficiente ossigenazione. Perché il feto sia ben ossigenato, la madre, oltre a non fumare e a non presentare gravi anemie, deve saper ben respirare.
Un esercizio molto semplice per educarsi a questo consiste nell'espirare socchiudendo leggermente le labbra, in modo da opporre una resistenza moderata al passaggio dell'aria. Il diaframma viene così sottoposto a una leggera ginnastica e s'instaura a poco a poco un riflesso condizionato a una respirazione ampia e profonda che continua anche durante il sonno.
Questa educazione, inoltre, facilita enormemente l'apprendimento di quegli esercizi specifici di respirazione, così efficaci per il controllo del dolore al momento del parto.

Più fumo, meno ossigeno

Il fumo è, con l'alcol, uno dei più importanti fattori di rischio in gravidanza poiché favorisce l'instaurarsi di situazioni patologiche. Se poi è associato all'alcool, la loro azione combinata si potenzia (il cosiddetto 'sinergismo') ed è estremamente dannosa. Spesso la donna sente fin dall'inizio della gravidanza una naturale avversione per alcune sostanze nocive per il proprio figlio (e per sé!) e spontaneamente smette di fumare o di bere caffè o di mangiare certi alimenti.
In altri casi questo meccanismo di difesa naturale non scatta e, anche per le persone più convinte, diventa difficile perdere abitudini nocive. C'è allora chi si giustifica

(«Sono così nervosa! Non ce la faccio proprio!») e chi contratta («Che male può fare una sigaretta al giorno?» Invece ne basta solo una per mantenere costante il livello di nicotina nel sangue...) Rimane però sempre il fatto che fumare, anche poco, fa male.

Per decidere con consapevolezza, ecco qualche dato. Il fumo fa aumentare l'incidenza degli aborti spontanei: i suoi effetti dannosi si esplicano in buona parte nella gravidanza inoltrata, ma non è da escludere che incidano sfavorevolmente addirittura nel corso del primo trimestre di gestazione, com'è dimostrato dal fatto che i figli di madri fumatrici presentano un ritardo nella crescita, che continua a sussistere anche a distanza di tempo dopo la nascita.
Già nel 1935 si era scoperto che il battito cardiaco fetale aumenta non appena la madre inizia a fumare. Statistiche recenti segnalano che nell'incidenza delle cardiopatie congenite si registra un incremento del 2,6 per mille nei figli delle fumatrici.
Sembra che il fumo accresca il rischio di morte del bambino in prossimità del parto, durante lo stesso e subito dopo la nascita.

I casi di placenta previa (l'ostruzione, cioè, del canale del parto provocata dalla stessa placenta) e gli infarti placentari (distacco prematuro della placenta dalle pareti uterine) sono molto più frequenti nelle fumatrici.
L'incidenza di parti prematuri è dal cinquanta al cento per cento più alta fra le madri che fumano. Il fumo sembra agire sfavorevolmente sia sulla prematurità (basata sulla durata della gestazione: meno di trentasei settimane) sia sull'immaturità (basata sul peso del neonato: meno di due chili e mezzo).

Il fumo passivo

Tutti questi danni sono in diretto rapporto con il numero di sigarette fumate, a prescindere dal fatto che siano più o meno forti. Fumare determina sempre una certa riduzione di ossigeno nel feto, anche con le sigarette cosiddette 'leggere'. Non ci sono infatti solo gli inconvenienti della nicotina; è dalla combustione che si sprigiona il velenosissimo monossido di carbonio che, una volta inalato, impedisce all'ossigeno di legarsi con l'emoglobina.

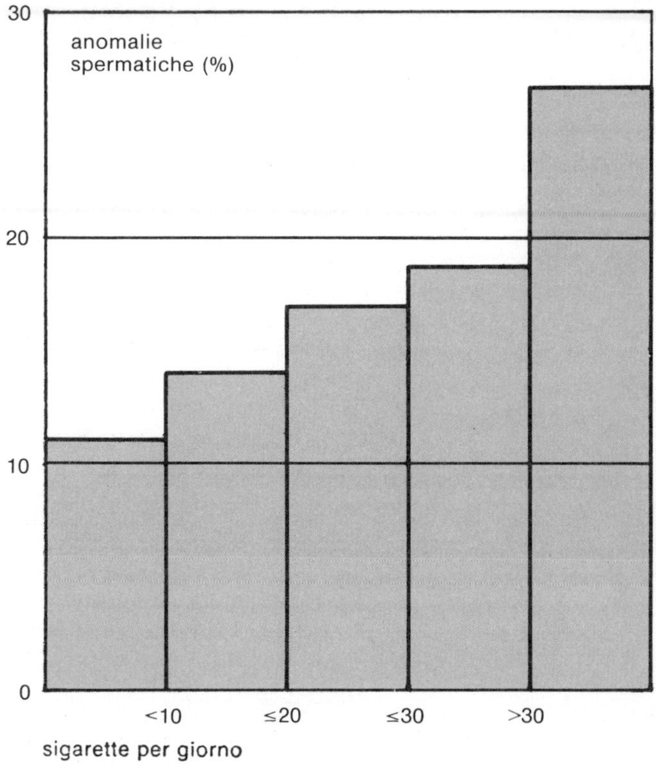

Percentuali di anomalie spermatiche in fumatori con diverse abitudini al fumo.

Per il feto, dato che il sangue della madre è l'unico rifornimento di ossigeno, significa vivere in uno stato di leggera ma costante riduzione di ossigeno, una specie di 'ipossia cronica' nel grembo materno.

Oltre a non fumare, bisognerebbe evitare di stare in ambienti chiusi in cui si fuma (uffici, treni, auto) per evitare l'assorbimento passivo di fumo: è stata infatti riscontrata una patologia da fumo anche in neonati le cui madri non avevano fumato, ma semplicemente abitato con familiari che fumavano molto. Anche i padri avrebbero delle buone ragioni per smettere di fumare. Secondo recenti studi, il meccanismo della riproduzione nell'uomo non sfugge agli effetti del fumo: se il padre è un forte fumatore possono comparire lievi malformazioni facciali nel figlio in quanto il fumo provoca un notevole aumento di spermatozoi difettosi.

Per chi proprio non riesce a smettere...

Tuttavia, anche se gli studi finora fatti sul tema 'madre fumatrice-salute del neonato' concordano nel ritenere il fumo un importante fattore di rischio, c'è da dire che tutte queste ricerche hanno trascurato di mettere in relazione il tabacco con altri elementi altrettanto importanti, quali la quantità e la qualità della dieta materna.
Come si sa, il fumo fa diminuire l'appetito: non per niente c'è chi fuma per non mangiar troppo. Con un appetito artificialmente ridotto ci si sposta però più facilmente su cibi grassi e piccanti, caffè, dolci.
Sembra infatti che, con una dieta particolarmente attenta alla qualità, si riesca a limitare i danni al feto, specie per quel che riguarda il basso peso alla nascita.
In particolare, la vitamina C diminuisce per effetto del fumo (neutralizza i veleni, ma nel far ciò viene a sua volta distrutta). Va sostituita, ma non si cerchi di consumare vitamine in pillole al posto di alimenti vitaminici. Si dia la preferenza all'infuso di rosa canina. Contiene cinque volte più vitamina C degli agrumi.
Si usino semi di girasole e di zucca come spuntini. L'acido pangamico contenuto nei semi è un ottimo ossigenante.
E poi, tante, tante carote, grattugiate, centrifugate, comunque crude.
Non efficaci come le carote, ma pure ad alto contenuto di carotene, sono altri vegetali di color giallo arancio, come meloni, albicocche, pesche, zucche.

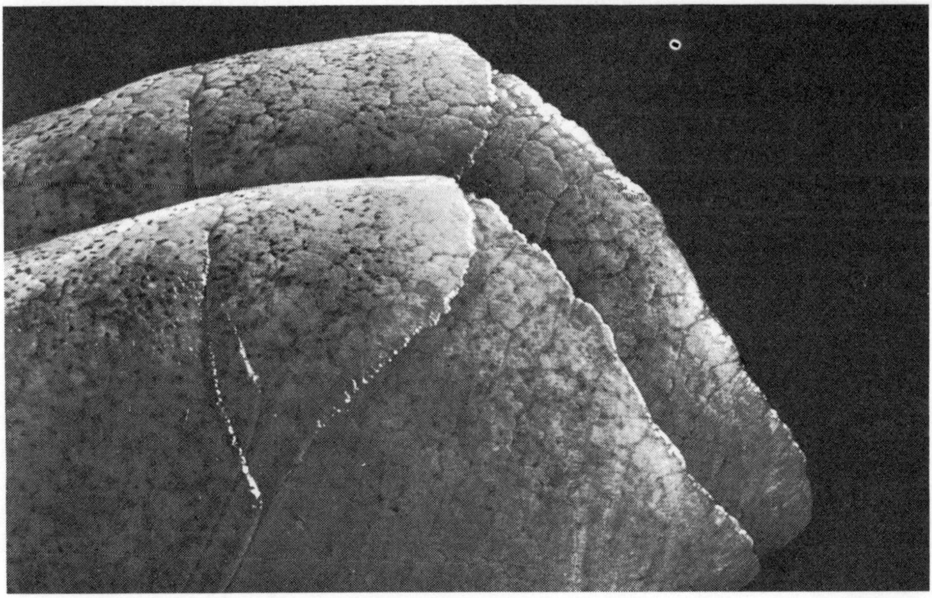

Il polmone durante l'inspirazione e l'espirazione (si tratta in realtà di due fotografie, di L. Nilsson, stampate una dopo l'altra). Il polmone è scuro e pieno di impurità, dovute alla polvere, al fumo, allo smog inalati nel corso degli anni.

I supplementi: come scegliere gli alimenti di complemento

Il ferro

La gravidanza e l'allattamento richiedono all'organismo materno più ferro. Si è calcolato che una gravidanza normale seguita da sei mesi di allattamento comporta una perdita di circa 900 milligrammi di ferro: 400 nel neonato alla nascita, 150 nella placenta e nell'utero, 175 nel sangue perso con il parto, 180 nel latte.
Molti, se si pensa che il tasso di ferro nell'organismo umano in condizioni di salute arriva a quattro, massimo cinque grammi. Chi inizia la gravidanza con poche riserve di ferro diventa anemica verso il terzo trimestre, in quanto il bambino sottrae ai depositi materni (fegato, milza, midollo osseo) questo elemento, per costruirsi una propria riserva. Gli sarà utile nei primi sei mesi di vita, dato che il latte materno, il suo naturale alimento, ne contiene poco.
Queste riserve di ferro al momento della nascita dipendono in gran parte dalla salute della madre. Se questa è anemica, il bimbo viene al mondo con un tasso di emoglobina normale, ma con poche riserve.

Le perdite di questo minerale vanno compensate con un'alimentazione che garantisca una razione di ferro di 25 milligrammi al giorno (anche se la perdita giornaliera è di 2,5 milligrammi), dato che solo il dieci-quindici per cento del ferro contenuto negli alimenti è assimilato.
Oggigiorno la carenza di ferro è più frequente di quanto non si creda. Da un'indagine condotta nella Repubblica Federale Tedesca risulta che circa il dieci per cento della popolazione soffre di mancanza di ferro e, in particolare, la metà delle donne in età fertile. Questi dati sono simili anche in altri stati occidentali, soprattutto fra chi, prima di aspettare un bambino, seguiva diete dimagranti.
I sintomi di una carenza di ferro in gravidanza sono in genere grande stanchezza, pallore e un'accentuata irritabilità. Non aspettate quindi che l'esame del sangue riveli un calo di globuli rossi per arricchire di ferro la vostra dieta; è comunque meglio intervenire per tempo.

Fonti naturali

I cereali, ma solo se integrali, sono un'importante fonte di ferro.

Ecco in proposito un esempio illuminante. Durante l'ultima guerra la Svizzera era tagliata fuori da ogni rifornimento e costretta all'autoapprovvigionamento. Una disposizione d'emergenza stabilì di macinare i cereali interi, di limitare gli alimenti prodotti con farina bianca e di ridurre il bestiame da ingrasso che consuma molti cereali come foraggio. Dopo qualche tempo furono eseguite su 700 persone delle analisi del tasso d'emoglobina.
Si constatò, nonostante le condizioni portate dalla guerra, un miglioramento dello stato di salute generale e, in particolare, un aumento del 27,3 per cento di globuli rossi nei bambini e del 19,3 per cento negli adulti.

Il pane integrale contiene sette volte più ferro di quello bianco, specie se si tratta di pagnotte grosse in cui il lievito al centro può sopravvivere alla cottura e poi moltiplicarsi arricchendo il pane di vitamine e di proteine.
I cereali più ricchi di ferro sono l'orzo, l'avena e, soprattutto, la segale.
Senza rivoluzionare le proprie abitudini alimentari (a gravidanza in corso è bene fare solo delle rettifiche), è facile inserire questi tre cereali nella propria alimentazione: l'orzo perlato nelle minestre di verdura o cucinato tipo risotto, la segale sotto forma di pane e l'avena, specie nella stagione invernale, sotto forma di fiocchi aggiunti a yogurt, latte o minestre.
I fiocchi vengono ottenuti schiacciando il chicco a vapore e alla temperatura di 60 gradi; questa operazione mantiene intatte tutte le proprietà del cereale e lo rende già pronto per l'uso.

Carni o verdure?

Si sente ripetere spesso che la carne previene l'anemia, in particolare le frattaglie degli animali. Il fegato di vitello ai ferri è infatti un piatto classico dei menù per gestanti nei testi di dietetica.
Gli organi di filtro degli animali, come il fegato, sono un'ottima fonte di ferro ma, accanto a questa proprietà, presentano l'inconveniente di contenere molti residui tossici.
Se non vi piacciono le frattaglie né le carni rosse, non fatene quindi un dramma. Per far fronte alla richiesta supplementare di ferro dei nove mesi non è necessario mettersi a mangiare fegato tutti i giorni e carne due volte il giorno.

Tutta la frutta secca, i semi di girasole, i legumi, i vegetali a foglia verde, i funghi, il miele, la melassa, il germe di grano ne contengono quantitativi uguali o superiori a quelli contenuti nelle carni.
Un pizzico di prezzemolo crudo tritato, aggiunto alle minestre o alle carni, oltre a insaporire i piatti, accresce il contenuto di ferro della vostra dieta. Un etto di prezzemolo contiene, oltre al manganese e alla protovitamina A, più di 6 milligrammi di ferro e 240 milligrammi di vitamina C (quattro volte in più che nell'arancia) e questa vitamina favorisce il buon assorbimento del ferro.

Usate il curry come condimento per i piatti a base di riso e per profumare le zuppe e le salse. Si tratta di un miscuglio di spezie (in genere chiodi di garofano, semi di finocchio, pepe, coriandolo, zenzero, cardamomo e altre) ricco in ferro. È l'ingrediente tipico di quasi tutti i piatti vegetariani della cucina indiana.

Abituatevi a includere nei vostri menù anche i semi di girasole. Contengono più ferro di qualsiasi altro alimento: in 100 grammi di gheriglio di semi di girasole ci sono ben 6 milligrammi di ferro. Inoltre fosforo, magnesio, potassio e tracce di rame, altro elemento importante per il buon assorbimento del ferro. I semi arricchiscono i piatti di insalata, le macedonie di frutta e i piatti di carne.
In seguito li potrete proporre al vostro bambino al posto delle caramelle.

Attenzione ai cicli stagionali

Nell'anemia conseguente a un'emorragia si è sperimentalmente constatato che la cura di albicocche dà risultati paragonabili alla cura di fegato di vitello: 100 grammi di polpa di albicocche contengono 0,4 milligrammi di ferro e il tenore aumenta se il frutto è stato essiccato.
Questo non significa mettersi a mangiare in inverno albicocche, magari sciroppate in scatola. È infatti importante prevenire o correggere le carenze con l'alimentazione naturale nel rispetto dei cicli delle stagioni, perché le verdure e la frutta fuori stagione vengono coltivate in condizioni innaturali, spesso in serre e con abbondanti trattamenti chimici.
Le mele, presenti quasi tutto l'anno, hanno lo stesso tenore di ferro.

Il modo di cucinare i nostri alimenti gioca un ruolo importante quanto al rifornimento di questo metallo. Si rischia di buttarlo via con operazioni di lavaggio (tutte le verdure vanno lavate intere e solo successivamente tagliate), di sbucciatura, mondatura. La perdita di ferro dipende poi dalla cottura (durata e temperatura).
Mentre i frutti e i legumi seccati e disidratati per semplice essiccazione conservano il loro tenore in ferro (un etto di nocciole contiene 4,5 milligrammi di ferro e i piselli secchi 6), quando si trasformano in succo o in marmellate la perdita di ferro è molto alta.
Viene obiettato che il ferro contenuto nei vegetali è assorbito dall'organismo meno di quello presente nelle carni. In realtà la questione dello scarso assorbimento del ferro è un falso problema. Ogni organismo dispone di efficaci meccanismi di regolazione e lo scarso assorbimento deve essere interpretato come una difesa dell'organismo sano nei confronti di un eccesso di ferro che si rivela dannoso (potendo, per esempio, provocare trombosi nel corso del parto).

I supplementi

Una quarantina d'anni fa si cominciò a somministrare ferro alle donne in gravidanza per sopperire alla caduta di questo elemento che si verifica durante la gravidanza, caduta che può causare anemia.
Il ferro preso con le medicine non è privo di effetti per lo meno spiacevoli: può dare stitichezza o, con minor frequenza, diarrea, nausea e dolori gastrici e perfino cirrosi epatica. Non vi è, invece, alcun pericolo per il nascituro.
Questa abitudine sta ora per essere rivista: la stessa Organizzazione mondiale della sanità critica la pratica di somministrare farmaci a base di ferro senza una precisa necessità. È stato inoltre dimostrato che questa prassi medica consente di prevenire l'anemia in un numero relativamente basso di gestanti, meno del dieci per cento. Inoltre non vi sarebbe nessuna relazione diretta fra la deficienza di ferro e complicazioni come la prematurità, la sofferenza del feto, le emorragie.
Si fa strada, anche nella medicina ufficiale, l'opinione che mantenere il tasso di ferro nelle donne in gravidanza agli stessi livelli di quando non lo sono non è necessario che in un numero ristretto di casi.

Non bisogna quindi abusare di ferro, ma accettare una

prescrizione supplementare quando l'anemia è patologica e in caso di malattie gravi e rare. In gravidanza una lieve anemizzazione è del tutto naturale: corrisponde infatti a una maggior fluidificazione del sangue, che comporta una migliore alimentazione della placenta. Per diagnosticare un'anemia patologica è bene sapere che non è sufficiente l'esame della sideremia (presenza del ferro nel sangue), ma è necessario anche quello della ferritinemia (presenza del ferro 'di riserva' nel fegato), che non tutti i medici si ricordano di richiedere.
Le carenze andrebbero corrette con modificazioni dietetiche, tenendo presente che la vitamina C e il fruttosio (lo zucchero della frutta) stimolano l'assorbimento del ferro, che è invece spesso carente negli alcolisti.
La vitamina E e il ferro sono sostanze antagoniste. Se state prendendo supplementi di questa vitamina (viene prescritta nei casi di tendenza abituale all'aborto), fate in modo di prenderla lontano dai pasti particolarmente ricchi in ferro o dai supplementi di ferro, sotto forma di solfato ferroso.
Lo stesso si può dire di alcuni additivi alimentari e di alcuni medicinali presi a lungo, come gli antibiotici che contengono rifampicina, l'aspirina e simili.

Il calcio

Il fabbisogno di calcio in gravidanza è quasi triplicato (1000-1200 milligrammi al giorno) rispetto a prima (400-600 milligrammi) a causa delle necessità dello sviluppo scheletrico del feto.
Sebbene la calcificazione dei denti del nascituro cominci a formarsi tra la sesta e l'ottava settimana di gestazione, la necessità di calcio e fosforo è cruciale durante l'ultimo trimestre: se non ce n'è a sufficienza, il feto lo assorbirà dalle ossa della madre. E lei comincerà a svegliarsi di notte, diventerà un po' irritabile o sentirà dei crampi alle gambe e doloretti all'utero.
Questa richiesta supplementare è abbondantemente coperta da un litro di latte al giorno.
È consigliabile bere latte intero, non scremato: l'assorbimento del calcio è migliore in presenza di una piccola quantità di grassi. Anche se state ingrassando troppo e il vostro medico vi consiglia di ridurre i grassi, bere latte scremato non è la soluzione migliore.
Ecco, in ordine d'importanza, i cibi più ricchi di calcio: i formaggi freschi, il gruviera, lo yogurt, la panna fresca,

le uova; fra la frutta le mandorle, i fichi, le fragole, le arance, le castagne; fra le verdure le bietole, l'indivia, i piselli e il prezzemolo; fra i cereali il miglio.

Calcio e fosforo vanno insieme

Il calcio si trova in moltissimi alimenti, ma l'importante è preferire quelli che lo contengono combinato in giuste proporzioni con il fosforo. Questi due minerali, infatti, lavorano in coppia: nessuno dei due può essere utilizzato in assenza dell'altro. Perché il nostro organismo possa assorbire tutto il calcio presente in un alimento, bisogna che in questo stesso alimento vi sia anche il fosforo. La proporzione ideale è mezza dose di calcio e due di fosforo. Ma ancora non basta; il calcio che assorbiamo può andare perduto, se è legato a una dose di fosforo che supera la proporzione ideale. La carne, per esempio, è ricca di calcio, ma contiene fosforo in eccesso.
Insomma, la vera questione che riguarda il calcio non si risolve mangiando cibi che ne sono più ricchi, ma favorendone l'assorbimento. Per non trovarsi a corto di calcio, è importante ricavarlo da alimenti naturali; vi si troverà assieme infatti anche il magnesio, utilissimo per un buon assorbimento del calcio e del fosforo. La mandorla è uno di questi alimenti.
Raymond Dextreit, uno dei maggiori esperti francesi dell'alimentazione e dei rimedi naturali, ci dice che la mandorla è un alimento prezioso per la calcificazione «raccomandabile in particolare alle future madri, perché è tonico anche per il feto. La dose giornaliera deve oscillare fra le sei e le venti mandorle, che possono essere mangiate da sole o accompagnate da fichi secchi».
Le giovanissime e le madri affaticate da numerose gravidanze o da un lungo allattamento prima della successiva gravidanza possono essere soggette a carenze di calcio.
In questo caso il supplemento di calcio deve essere preso sotto forma naturale e non come preparato chimico.
È meglio evitare i preparati dell'industria farmaceutica (sali di calcio e fluoruro sodico o sali di calcio e fosforo, spesso rinforzati da vitamina A e D).
L'iperdosaggio di vitamina A ha dimostrato effetti teratogeni negli animali e si sconsiglia di somministrarla alle donne gravide.

Si sospetta anche della vitamina D. Questa vitamina regola il metabolismo del calcio (ne favorisce l'assorbi-

mento a livello intestinale), del fosforo (ne favorisce la ritenzione) e il deposito di entrambi nelle ossa e nei denti. Un superdosaggio può però essere pericoloso: ipercalcemia (che può anche rendere più difficile il parto) e stenosi aortica possono comparire in bambini nati da madri che ne hanno preso dosi troppo elevate.
Non datela neppure al vostro bambino per prevenire il rachitismo. Molti pediatri hanno constatato che l'eccessiva mineralizzazione provoca una pericolosa accelerazione della crescita fisica e psichica. Fra i vari modi più naturali per prevenire il rachitismo dei bimbi (bagni antirachitici al timo e allo zolfo), raccomandano di prendere regolarmente tutti i giorni durante la gravidanza un cucchiaino di miele.
In caso di carenza calcica sarà utilissima questa cura naturista, un tempo prescritta dai medici anche ai bambini e ora in disuso. Mettete un uovo intero, fresco, con il suo guscio ben lavato, in una tazza da caffè. Aggiungete succo di limone fino a coprire l'uovo. Lasciate macerare tutta la notte. Il mattino dopo ritirate l'uovo e bevete il succo, in cui si saranno disciolte parte delle sostanze del guscio. L'uovo può essere riutilizzato normalmente. La cura viene fatta a digiuno per una decina di giorni al mese.
L'assimilazione del calcio è favorita, altre che dal rapporto calcio-fosforo, dall'esposizione alla luce del sole, dalla vitamina C e dalla silice.

Le vitamine: quali sì, quali no

In gravidanza alcune vitamine come la A, la D, il gruppo B e la C sono particolarmente importanti. Non per questo è necessario ricorrere ai farmaci: una corretta alimentazione è in grado di fornire tutte le vitamine necessarie in forma biologicamente attiva. Un conto è, infatti, inghiottire le vitamine in pillole e un altro assumerle coi cibi. La loro utilizzazione, se ci giungono attraverso gli alimenti, risulta più completa. Innanzi tutto perché nei cibi le vitamine sono presenti in rapporti fra loro equilibrati (il calcio e il fosforo, per esempio, agiscono in coppia: l'assorbimento del primo è regolato da un equilibrato rapporto con il secondo) e poi per certi legami con sostanze e fattori non ancora individuati all'analisi chimica, che ne condizionano però la captazione a livello intestinale e l'utilizzazione nell'organismo.

Certe sostanze possono ostacolare l'attività delle vitamine, in pratica si comportano come antivitamine. Si eviti l'uso di oli minerali (per esempio l'olio di vaselina usato contro la stitichezza) che, non essendo assorbiti dall'organismo, trascinano con sé le vitamine liposolubili (A, D, E, K) presenti nel tratto digestivo. Anche il bianco d'uovo isolato, contenuto in alcuni prodotti di pasticceria, agisce come antivitamina: impedisce la trasformazione del carotene in vitamina A.
Si è visto che l'uso continuato di alimenti conservati può provocare una carenza di vitamina C. Questa avitaminosi non viene vinta nemmeno dal consumo di spremute d'arancia o di altra frutta fresca, se si continua a consumare cibi conservati.
Il riso brillato, oltre a essere privo di vitamine del gruppo B, può contribuire alla formazione nella flora batterica di un microrganismo distruttore della vitamina B.

La vitamina A

Ha un ruolo importante nella formazione e nello sviluppo dello smalto dei denti, persino quando è ancora nelle gengive del feto, e migliora la capacità visiva. I bimbi che già in età prescolare presentano problemi di vista sono in aumento. E non solo per un'eccessiva esposizione alla luce artificiale, specie al neon e agli apparecchi televisivi. Secondo il dottor Russel Wilder, che ha studiato per anni le cause dei disturbi alla vista, se le madri seguissero una dieta migliore (ogni settimana almeno un chilo di frutta o verdura cruda di stagione ricca di vitamina A o di carotene, suo precursore), il numero di persone portatrici di occhiali diminuirebbe sensibilmente.
«Mangia carote e il tuo bimbo nascerà con buoni occhi» è dunque una credenza popolare da rivalutare.

Oltre che nelle carote, nelle albicocche, nei meloni, nelle arance, nella zucca, la vitamina A si trova nel burro crudo (se fatto a partire dalla panna fresca) e nel latte intero.
Non bisogna superare la razione giornaliera raccomandata in gravidanza di 5000 U.I. (unità internazionali), superiore del quindici per cento a quella dello stato non gravidico. Questa vitamina, come tutte le vitamine sintetiche non idrosolubili, se introdotta in eccesso non viene eliminata, ma si deposita nel corpo con effetti tossici. Non esiste rischio di superdosaggio, invece, se si assume questa vitamina attraverso i cibi.

La vitamina D

È importante, lo si è visto, per l'assimilazione del calcio, ma anche per questa vitamina l'iperdosaggio è dannoso. Prendere appena possibile un po' di sole o stare all'aria aperta, condire i cibi con buon olio d'oliva extravergine e consumare verdure a foglia verde appena colte è il miglior modo per garantirsi l'apporto di vitamina D, senza incorrere nei rischi del superdosaggio.

Le vitamine del gruppo B

Ci sono almeno undici vitamine del gruppo B. Alcune di queste sono note con il nome di riboflavina, tiamina, acido folico, acido pantotenico.

Il loro ruolo è fondamentale per lo sviluppo delle cellule del feto, per la digestione delle proteine e dei carboidrati nella madre, per la prevenzione dell'anemia e della polineurite.

La B_3 e la B_6 sono indispensabili per combattere la nausea e il vomito. In caso di nausee e vomiti incontrollabili, invece di prendere i farmaci antinausea (contengono antistaminici), si può provare a prendere supplementi di vitamina B_6 (fino a 250 milligrammi al giorno) sotto controllo medico.

Ecco alcuni esempi di buoni fornitori di vitamine B: i cereali integrali e, in particolare, germi di grano e di riso per la B_1 (tiamina) e la B_2 (riboflavina); uova, latte e frattaglie per la B_{12}; frutta fresca e verdure per la folacina, mandorle e arachidi per la niacina.

La vitamina C

Facilita l'assorbimento del ferro, dell'acido folico e della vitamina A, mentre il fumo, lo stress e le malattie ne aumentano il fabbisogno.

Se in condizioni normali l'uso di curare o di 'prevenire' le malattie da raffreddamento con supplementi di vitamina C sintetica è probabilmente solo inutile, in gravidanza può diventare pericoloso per il bambino. L'attuale scienza medica è stata capace di provocare casi di scorbuto nei neonati mediante la somministrazione alle gestanti di dosi eccessive di quella medesima vitamina che, ingerita in dosi normali, presenti in qualsiasi dieta sufficientemente variata, costituisce una garanzia contro lo scorbuto.

Al momento del parto, infatti, il neonato si trova improvvisamente allontanato da un ambiente ad alta concentrazione di vitamina C.

Da un'inchiesta sulla nutrizione effettuata nel 1971-1972 in Canada risultò che, per le donne dai venti ai trent'anni, gli apporti alimentari erano insufficienti nel 45 per cento dei casi per la vitamina A, nel 21 per cento per la vitamina C, nel 48 per cento per la B e nel 41 per cento per la B_2.

Le vitamine fatte in casa

Il modo più semplice, sano e naturale per prendere vitamine è quello di fabbricarsele da sé, facendo germogliare i cereali e i legumi.
Già nel 1700, prima della scoperta delle vitamine, si sapeva che lo scorbuto poteva essere prevenuto con i germogli di grano. La tecnica della germinazione provoca modificazioni nella composizione del chicco e, in particolare, aumenta straordinariamente il tenore di vitamine A, B e C.
Per esempio, mezza tazza di un qualsiasi tipo di germogli (salvo quelli di patata e di pomodoro che sono velenosi) ha vitamina C pari a sei bicchieri di succo d'arancia.
Anche il contenuto di sali minerali come il fosforo, il magnesio, il calcio, utilissimi in questo periodo, aumenta notevolmente. Un esempio:

	fosforo	*magnesio*	*calcio*
frumento intero	423 mg %	133 mg %	45 mg %
frumento germinato	1050 mg %	342 mg %	71 mg %

Inoltre il grano germinato contiene la vitamina E, detta 'vitamina della fertilità'.
Questa è necessaria non solo in vista del concepimento, ma anche durante tutta la gravidanza, in quanto regolarizza le funzioni ormonali, prepara all'allattamento, evita i crampi frequenti negli ultimi mesi. Uno o due cucchiai da minestra al giorno, mescolati all'insalata o ai legumi, si mangiano facilmente.

Gli integratori naturali

L'olio di fegato di merluzzo
In passato era un ricostituente molto usato per bambini e donne gravide.
Senz'altro da preferire alle vitamine sintetiche, l'olio di fegato di merluzzo, ricco di vitamine A e D, va comunque

usato a ragion veduta: un organismo sano dovrebbe essere in grado di elaborare da sé la vitamina A, partendo dal carotene (quella sostanza che colora di giallo-arancio alcuni frutti e ortaggi), senza ricorrere agli oli di fegato.

Il germe di grano
Già trent'anni fa Gaylord Hauser, il nutrizionista americano fautore dell'alimentazione 'vivente', lo classificava fra gli alimenti prodigiosi.
Se il vostro consumo di cereali è limitato al pane bianco, alle paste alimentari fatte con farine raffinate e al riso brillato, includete nei vostri menù il germe di grano. Ottima fonte di vitamine, lo si può aggiungere a fine cottura alle minestre, integrarlo a una qualsiasi farina nella preparazione di torte, sostituendo una tazza di germe di grano a un'equivalente quantità di farina, oppure usarlo al posto del pangrattato per impanare.
Al momento dell'acquisto è importante controllare la data di confezionamento e di scadenza, perché si altera facilmente. Lo si trova nei negozi di alimenti naturali.

Il lievito di birra
I nutrizionisti più attenti al binomio alimentazione-salute e che non amano i preparati sintetici lo considerano un integratore formidabile in caso di convalescenze, gravidanze, allattamento, senescenza e in ogni altro caso in cui necessiti una maggior somministrazione di vitamine, oligoelementi e proteine. Contiene infatti ben diciassette diverse vitamine, incluse tutte quelle del gruppo B e, in particolare, larghi quantitativi delle tre più importanti, la tiamina, la niacina, la riboflavina, sedici aminoacidi e quattordici minerali, fra cui il ferro.
Non fa ingrassare, anzi è indicatissimo in caso di sovrappeso: per chi segna i conteggi calorici, un cucchiaio da tavola, cioè otto grammi, apporta solo ventidue calorie, in compenso è ricchissimo di 'vitalie', di fattori vitali.

Inoltre contiene un trentasei per cento di proteine e solo l'un per cento di grassi. Al confronto, una bistecca di filetto contiene, circa, il ventitré per cento di proteine e il ventidue per cento di grassi.
Se si deve seguire un regime a basso contenuto di sale (in alcuni casi di gravi malattie ed è sempre consigliabile prima del concepimento e in vista del parto), si ag-

giunga pure lievito di birra alle minestre e alle insalate o ai succhi di frutta e di vegetali. Il contenuto di sodio nel lievito di birra è, infatti, inferiore all'uno per cento, mentre abbondano altri importanti sali minerali e quei preziosi oligoelementi di cui il tipo di alimentazione attuale è così carente.

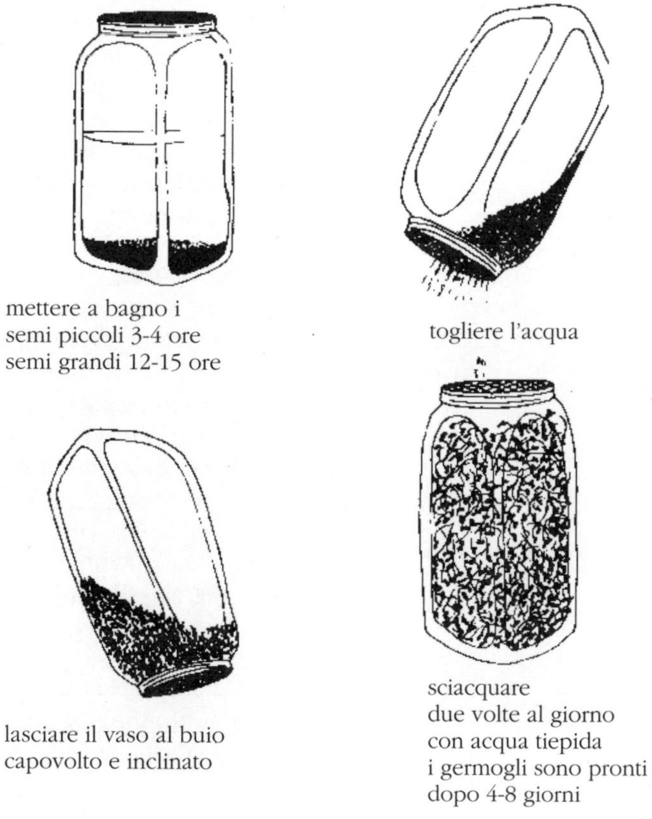

Un facile procedimento domestico per la preparazione dei germogli.

La vita si alimenta con la vita

In gravidanza è più che mai importante la qualità degli alimenti. Ma come valutare la qualità di un cibo?
Uno scrupoloso conteggio calorico non è sufficiente garanzia di una buona dieta.
Quando si parla di qualità si dovrebbe intendere la qualità biologica dei cibi, che si valuta non soltanto in base alla composizione in protidi, lipidi, glucidi e sali minerali, che garantiscono l'apporto plastico ed energetico alla madre e al nascituro, ma soprattutto in base all'apporto di fattori vitali.

Supponete di desiderare un bambino e che vi venga detto che dovete aspettare perché «l'erba è troppo vecchia». Aspettereste se questo migliora le probabilità di avere bimbi più sani? È quello che fanno le donne Masai (una tribù dell'Africa), che rimandano il matrimonio fino al periodo in cui le mucche possono alimentarsi con erba novella. Così il latte è veramente di qualità superiore. Dopo sei mesi di questa dieta a base di latte altamente nutriente il matrimonio viene permesso e... i bambini nascono presto!
In gravidanza vi è un particolare bisogno di alimenti 'vivi', cioè freschi, genuini, integrali, meglio se provenienti da coltivazioni esenti da residui chimici nocivi.

Omne vivum e vivo, ogni cosa vivente proviene soltanto da esseri viventi, diceva tre secoli fa Francesco Redi, grande medico, ma anche filosofo e poeta.
Come un essere vivente può provenire soltanto da un altro essere che abbia vita, così anche la sua vita può essere mantenuta soltanto grazie a sostanze viventi.
Tutti sanno che né gli animali né gli uomini possono vivere di sassi, eppure troppo spesso ci si dimentica di chiedersi che cosa possa realmente stimolare i processi vitali.
Questo diventa importante quando si parla di alimentazione in alcune fasi particolari della vita quali l'infanzia, la gravidanza, la convalescenza.
Non sempre infatti ciò che contengono i nostri cibi mantiene la vita nel giusto modo.
Un cibo è veramente tale solo se mantiene in sé le forze

vitali, 'le vitalie', secondo il termine coniato da Luciano Pecchiai, 'padre' dell'alimentazione naturale e fondatore del Centro di eubiotica umana di Milano.
Tutti i conteggi relativi a calorie, vitamine, oligoelementi e così via sono soltanto dei tentativi incompleti per afferrare la vita come tale, per poterla misurare o pesare.

Gli alimenti vivi

Mentre la maggioranza dei dietologi fa riferimento alla vecchia scuola dell'alimentazione che stabilisce una scala di valori basata sulle calorie, la nuova scuola ha stabilito un sistema analogo per determinare il valore biologico.
Lo studioso Werner Kollath di Stoccarda, nel suo libro *La classificazione degli alimenti*, ha distinto i cibi 'viventi', e quindi necessari alla formazione e al mantenimento della vita, da quelli che, per effetto di azioni esterne, quali riscaldamento, conservazione o preparazione, sono stati, per così dire, uccisi.
I cibi vivi sono quelli che sono stati lasciati completamente allo stato naturale: i semi di girasole e di sesamo, le noci, le mandorle, le olive, i chicchi dei cereali, la frutta e le verdure crude, le uova e il latte, purché non sottoposti a riscaldamento. Essi contengono ancora le sostanze vitali nella quantità prevista dalla natura stessa e in modo armonico.

La categoria successiva è quella rappresentata da alimenti vivi modificati per via meccanica (le farine dei cereali integrali) o per via fermentativa, cioè lo yogurt, il pane integrale a lievitazione naturale, il tamari (salsa di soia), il miso (pasta di soia).
In Germania numerosi medici attribuiscono grandi virtù ai cibi fermentati: alcune sostanze indesiderabili, come l'acido fitico presente nella crusca dei cereali, vengono distrutte, mentre il tenore vitaminico aumenta.
Nel miso (la preparazione giapponese ottenuta mettendo a fermentare la soia con farina integrale e sale per tre anni) c'è vitamina B_{12} che è invece completamente assente nella soia in grani.

La nostra alimentazione quotidiana è viceversa composta prevalentemente da cibi che non è eccessivo definire 'morti'.
L'alimentazione attuale, basata su troppa carne, pane

bianco, cibi a base di farina bianca, pochi legumi, molto zucchero, conserve (tutto ciò preparato con molto sale da cucina e nessuna erba aromatica), troppo poca frutta e vegetali crudi, è un'alimentazione squilibrata, completamente innaturale e, quindi, la più comune e seria causa patogena del nostro tempo. Se si parla di conserve tutti pensano ai cibi in scatola. Invece anche i prodotti della panetteria appartengono alle conserve. Infatti la conservazione può avvenire attraverso riscaldamento, mediante metodi chimici e, ultima novità fra le tecniche di conservazione, con l'irraggiamento degli alimenti con raggi gamma.

Lo stesso pane, comprato tutti i giorni fresco e croccante (il giorno dopo diventa già duro o gommoso), va considerato né più né meno come un prodotto conservato. La farina, privata del germe, sbiancata e addittivata, può essere conservata per anni, mentre fino a cinquant'anni fa le farine venivano macinate in previsione di un rapido consumo.
Questa eliminazione del germe dal grano (ma anche dal riso) non è del tutto innocua. Si è visto che il germe e gli strati superficiali contengono sostanze vitali assolutamente indispensabili per il mantenimento della salute.
La prova che solitamente viene portata a dimostrazione dell'inferiore valore biologico del fior di farina è che i topi nutriti esclusivamente con farina bianca muoiono dopo poche settimane, mentre alimentati con farina integrale restano sani. Il fatto che gli individui, dopo il consumo abituale di prodotti a base di farine devitalizzate, non muoiano rapidamente, ma solo si ammalino, dipende, secondo il dottor M.O. Bruker, che dirige la clinica di Eben-Ezen in Svizzera, dal fatto che, oltre al pane bianco croccante, essi si nutrono di altri alimenti.

Il pericolo per le generazioni future

Mentre Kollath si limitò a studiare i danni alla salute provocati da una dieta artificiale priva di 'auxoni' (così lo studioso chiamò tutte quelle sostanze ancora sconosciute presenti negli alimenti vivi e indispensabili alla salute), lo scienziato cecoslovacco Bernasek ne studiò gli effetti sulle generazioni seguenti.
La dieta artificiale con cui Bernasek nutriva gli animali da esperimento conteneva tutte le sostanze vitali necessarie, secondo le ultime acquisizioni della scienza, al

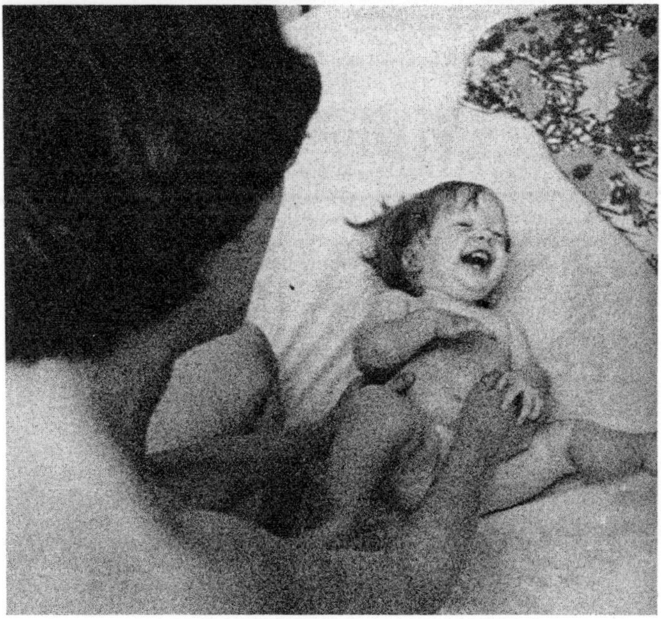

Quando si può dire che un bambino è sano? Oggi che si ritiene normale somministrare farmaci fin dai primi giorni di vita, anche per lievi disturbi, si sono forse dimenticati alcuni semplici criteri di cui i medici di un tempo si servivano per valutare lo stato di salute dei bambini nel primo anno di vita.

Eccone un breve elenco.

– Avere fin dalla nascita buona capacità e forza per succhiare il seno materno.

– Dormire profondamente rilassati con le braccia rivolte verso l'alto, spontaneamente.

– Avere il palato basso e un arco dentale semicircolare.

– Presentare alla nascita un'iride blu a trame strette. In seguito occhi lucenti, vispi, che osservano tutto.

– Avere un buon odore, profumare di latte. I vecchi medici, quando visitavano un bambino piccolo, non dimenticavano il 'test dell'odorato'. Un buon odore rivela salute (non solo nei piccoli!)

– Non avere problemi di infiammazioni al sederino. Le feci, quasi inodori e poco acide, non provocano nessun arrossamento.

– Ignorare allergie, eczemi, convulsioni, vomiti (da distinguere dai comuni rigurgiti).

– Essere in grado di superare con le proprie forze o con rimedi casalinghi i piccoli malesseri stagionali.

– Avere pelle satinata e dorata.

– Non trovarsi mai nella situazione di far ricorso ad antibiotici o altri farmaci 'pesanti'.

– Non essere eccessivamente magri o grassi.

mantenimento della vita e della salute: 600 grammi di idrati di carbonio sotto forma di amido di frumento, le proteine sotto forma di caseina e i grassi sotto forma di margarina arricchita di vitamine A, E, D, K, nonché sostanze chimiche integrative di vario genere. Inoltre sali di calcio, sodio, potassio, fosforo, ferro, magnesio, manganese e rame e aggiunte di tutte le vitamine del gruppo B e di oligoelementi.

Gli animali nutriti con questa dieta completamente priva di alimenti naturali, in effetti, sopravvivevano e si riproducevano. Tuttavia, mentre gli animali delle prime generazioni non mostravano mutazioni essenziali, nella seconda generazione mostravano diminuzione di peso, comparivano casi di nati morti e la maturazione sessuale veniva ritardata. Nella terza generazione comparivano alterazioni nello sviluppo di organi essenziali per la vita, soprattutto del sistema nervoso. Nella quarta generazione non si aveva più uno sviluppo normale.
Questo decadimento si arrestava con l'aggiunta nella dieta di cereali integrali.
Bernasek commenta queste osservazioni dicendo che l'organismo per lungo tempo è in grado di impedire il manifestarsi dei sintomi di decadimento.
Il pericolo più grave, però, consiste proprio nel ritardato apparire dei sintomi di allarme.

Kollath afferma a questo proposito: «Dalle ricerche si può concludere che la crescente raffinazione degli alimenti in Europa, da tre o quattro generazioni (da circa il 1840), può avere come effetti un danneggiamento della salute la cui azione si estenderà alle generazioni future. Solo così si potranno comprendere molti fatti, non sufficientemente spiegati dalle carenze nutritive del singolo individuo».
Molti disturbi che sembrano 'ereditari' o accidentali possono in realtà essere attribuiti a questa carenza di fattori vitali nel susseguirsi delle generazioni.

Mangiare alimenti naturali è diventato sempre più difficile. E per naturali si intendono alimenti freschi, genuini che non abbiano subìto processi chimico-fisici di conservazione o sterilizzazione (formalina, acqua ossigenata, antifermentativi) tali da alterare e distruggere i fattori vitali.

Pochi, forse, sanno che le stesse patate, le cipolle e l'aglio, ortaggi usatissimi e per molti le uniche verdure, vengono trattati a scopo antigermogliativo con raggi gamma che ne alterano la struttura.
Topi nutriti con estratti di patate irradiate hanno dato luogo a fenomeni teratogeni (figli deformi) e a un decadimento generale delle energie dei nascituri (figli non vitali).
Se nella vostra città fossero disponibili centri di vendita di alimenti naturali, con smercio di verdure, frutta e cereali provenienti da aziende biologiche o biodinamiche, rivolgetevi lì.

Un importante fattore di rischio

L'alimentazione può essere un fattore di rischio in gravidanza che solo ora la scienza comincia a prendere in considerazione: disturbi della gravidanza, parti difficili, neonati deboli o malaticci, lattazione insufficiente, disturbi di crescita sono già preoccupanti segnali di indebolimento generazionale.
Per alcuni medici (Bircher-Benner, Lezaeta) anche il ricorso sempre più frequente alla chirurgia in sala parto è da imputare ai disordini alimentari materni. Manuel Lezaeta, naturopata cileno, nel suo libro *La medicina naturale alla portata di tutti* afferma: «Con le cattive digestioni della madre e con la stitichezza che ne consegue, i tessuti della creatura tenuta nel grembo si irritano, originando l'ingrossamento del piccolo corpicino, la cui grandezza anormale è di grave ostacolo all'espulsione. D'altra parte le impurità accumulate fra i tessuti del ventre della donna irritano e congestionano le parti degli organi d'uscita riducendone la superficie e rendendo pertanto il parto molto difficile.
Viceversa, la creatura, figlia di genitori che curano il benessere del proprio apparato digerente, viene al mondo in condizioni normali, perché nutrita in modo sano e i primi anni di vita non saranno un susseguirsi di malanni».

Da come mangi il tuo bambino cresce

Un tempo, quando la gente si nutriva solo con prodotti di stagione, si poteva facilmente indovinare in che periodo dell'anno era nata guardandola in faccia. Ma oggi, poiché nessuno rispetta i cicli delle stagioni e i cibi fuori stagione (come le banane in inverno e le spremute d'arancia d'estate) sono abituali, gli studiosi di fisiognomia hanno constatato che i giovani presentano una

diversa proporzione delle fattezze del viso rispetto ai loro coetanei di cento anni fa.
Adesso che state per dare la vita, nutritevi con alimenti vivi. Mangiare cibi viventi significa nutrirsi di cibi freschi e crudi, che non abbiano subìto alcuna alterazione, né per mezzo della cottura né attraverso qualsiasi altro processo di conservazione, e dare ad essi un posto preponderante in ogni pasto. In pratica mangiate il più naturale e il più semplice possibile.
La mela è un cibo naturale. Ma un succo di mele conservato non lo è più. E neanche le patatine fritte, anche se fatte in casa. Certo si tratta di smantellare una serie di luoghi comuni duri a morire: che i cibi crudi sono difficili da digerire, che nei casi di disturbi gastrointestinali la frutta cotta deve sostituire quella cruda, che l'eccesso di cellulosa e di verdure crude provoca gonfiori, che le verdure crude non hanno un grande valore nutritivo e che la frutta secca fa male!!!

Alimenti crudi ogni giorno

Max Bircher-Benner, uno dei più eminenti medici svizzeri della prima metà del secolo, famoso tra l'altro per avere inventato un'eccellente ricetta per le prime colazioni, il Birchermuesli (miscela di fiocchi di cereali, frutta secca e mele in una combinazione energetica), divenuto il simbolo della sua dieta, quando scriveva una ricetta (e si trattava per lo più di una dieta) raccomandava di non passare neanche un giorno senza mangiare un piatto di crudità.
Non esiste solo l'insalata verde di stagione, il classico contorno dei piatti di carne alla griglia. Ogni stagione offre le sue insalate e ci sono mille modi per prepararle: con le carote e le barbabietole grattugiate, con finocchi, peperoni, rapanelli finemente affettati, con tutte le varietà di cavoli (il cavolo rosso, la verza, il cavolo bianco, il cavolo-rapa) tagliati a striscioline sottili, con il cetriolo, con il sedano, con zucchine, rape o cavolfiori (chi ha detto che si devono mangiare solo cotti?)
Il trenta per cento almeno dell'alimentazione deve essere costituito da alimenti crudi: frutta, verdure, semi, grano germogliato.

Un'attenzione particolare, invece, alla cottura delle carni: la carne cruda o la bistecca al sangue possono contenere il parassita della toxoplasmosi, un'infezione che,

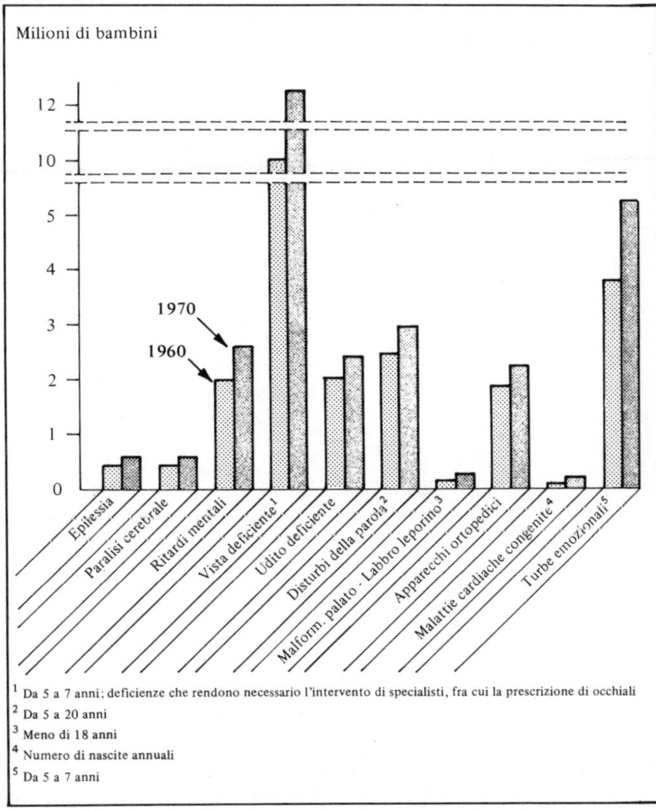

Evoluzione del numero di bambini handicappati negli Stati Uniti (da Claude Aubert *Un altro piatto,* Mondadori, Milano).
Questa tabella riassume i risultati di un'inchiesta condotta negli Stati Uniti alcuni anni fa sugli handicap che colpiscono bambini e adolescenti.
Come si vede, tra il 1960 e il 1970 c'è stato un incremento di tutte le forme di handicap. Da notare in particolare l'aumento del venti per cento (da dieci a dodici milioni) di disturbi visivi, legato probabilmente alla diffusione dei mezzi televisivi ma anche a una minor resistenza dei bambini a stimoli sempre più frequenti e violenti.
Il fatto che la salute dei bambini si stia tanto degradando non può che farci riflettere sul futuro delle generazioni di oggi. Preoccupante, oltre all'aumento degli handicap che riguarda i paesi industrializzati, è anche la scarsa resistenza che generalmente i bambini presentano nei confronti delle infezioni, alla quale fa riscontro un uso crescente di farmaci.

se contratta in gravidanza, può provocare gravi malformazioni al feto. Il toxoplasma può essere trasmesso anche con verdure concimate con feci, ma è sufficiente garanzia un accurato lavaggio, magari aggiungendo qualche goccia di limone o un po' di bicarbonato di sodio. (La maggior parte della gente è comunque immunizzata contro la toxoplasmosi.)

Nell'ambito di un'alimentazione 'vivente' la carne non deve essere il piatto di base, ma comparire una, due volte la settimana e mai più di una volta al giorno. L'alimentazione carnea, infatti, se da un lato ha una sua ricchezza nutritiva e sembra dare forza (alcuni autori la considerano però un eccitante, come l'alcol o il caffè), dall'altro è un alimento privo di vita. Gli igienisti, non a torto, considerano la bistecca 'una fetta di cadavere', priva di principi vitali, le cui tossine compromettono il benessere dell'organismo.
La carne richiede, nell'essere umano, di venire rapidamente eliminata per evitare il ristagno delle tossine, quindi non la si associ mai al latte e agli amidi (per esempio pasta asciutta, bistecca, pane) perché questi ultimi contribuiscono maggiormente alla putrefazione e, se raffinati, al ristagno nell'intestino.
Eventualmente la si abbini sempre a ogni tipo di verdura, ogni specie di insalata, ma non a patate (le patate sono amidi!)

Dodici indicazioni da mettere subito in pratica

Bruschi e drastici cambiamenti alimentari a gravidanza in corso non vanno mai fatti. Eventualmente prima.
Se siete abituate a mangiar carne due volte al giorno non diventate vegetariane perché la carne intossica e affatica i reni, né sforzatevi di mangiar bistecche per aumentare la quota proteica nel caso seguiste già un regime prevalentemente vegetariano. Alcune rettifiche vanno invece fatte.
Si tratta di sostituire i cibi normali, consumati abitualmente, con alimenti vivi e completi.

Cercate di sostituire:
– il latte a lunga conservazione con latte fresco. Non fatelo bollire: le centrali del latte l'hanno già pastorizzato. Il latte fresco pastorizzato conserva meglio la carica vita-

minica, perché il trattamento termico è solo a 75-78 °C e non a 120-140;
– lo zucchero, sia bianco sia bruno, con miele o melassa;
– il sale da cucina con sale marino integrale. C'è il vantaggio che se ne consuma meno, perché è più saporito (contiene non solo cloruro di sodio ma numerosi sali minerali) e non sala soltanto, ma condisce;
– le verdure confezionate sotto plastica con quelle sciolte, meglio ancora se di provenienza biologica. Per esempio, la vitamina C, nelle mele e nei pomodori prodotti con le tecniche di crescita forzata dell'agricoltura chimica, è presente in concentrazione inferiore rispetto a quella di prodotti coltivati con una tecnologia agricola rispettosa degli equilibri naturali;
– il pane bianco con quello integrale a lievitazione naturale. Date la preferenza alle pagnotte grosse (circa un chilo) rispetto ai panini. La raccomandazione è di Luciano Pecchiai: nel pane di grossa pezzatura restano ancora attive quelle cariche vitali ed enzimatiche (il cosiddetto 'cuore' o 'pulcino') che, nei giorni immediatamente successivi, tornano a diffondersi dall'interno verso la periferia, rivitalizzando la mollica dell'intera forma di pane. Esse costituiscono un importante elemento di nutrizione e di attivazione della flora intestinale, il cui equilibrio è fondamentale per il ripristino, il mantenimento e il potenziamento delle difese naturali e della salute generale. Il buon pane integrale si conserva benissimo per una settimana ed è consigliabile mangiarlo dopo ventiquattr'ore dalla cottura;
– il caffè con surrogati tipo caffè d'orzo e di cicoria;
– i succhi di frutta in commercio con i succhi fatti in casa con la centrifuga, bevuti appena preparati;
– il riso brillato con quello semilavorato o, meglio ancora, integrale di produzione biologica;
– la pasta e le pastine da brodo con le paste integrali;
– i grassi di condimento con buon olio d'oliva extravergine di prima spremitura a freddo;
– i dadi per brodo con l'acqua di cottura delle verdure. La gravidanza comporta una certa demineralizzazione e il brodo di verdura, tanto più se preparato con verdure fresche (preferibilmente radici), è ricco di sali minerali. Non per niente è uno degli alimenti raccomandati anche ai lattanti in fase di svezzamento. Il brodo di carne, invece, va consumato solo occasionalmente, in quanto

è privo di valore nutritivo e contiene in gran parte le purine o cadaverine derivanti dalla decomposizione della carne con cui è stato fatto;
– le uova: l'ideale sarebbe potersi procurare quelle provenienti da allevamenti naturali o biodinamici, dove la deposizione delle uova non viene ottenuta forzatamente con trattamenti farmacologici.

Wilhelm zur Linden, un pediatra tedesco di orientamento antroposofico, dopo quarant'anni di esperienza clinica, di cui molti passati a promuovere una legge sull'alimentazione che permettesse un controllo più severo e una limitazione dei prodotti chimici, nel suo libro *Il tuo bambino. Attesa, nascita, prima infanzia*, fra i vari consigli per avere e crescere un bambino sano, scrive infine: «Se le future madri si nutrono di cibi che contengono ancora le forze vitali i loro bambini saranno sensibilmente più resistenti di quelli le cui madri consumano i prodotti 'normali', offerti dall'industria alimentare».
Insomma, quanto più vi sarete nutrite con alimenti che hanno conservato il loro pieno valore nutritivo, tanto più contribuirete ad assicurare al vostro futuro bambino maggior vitalità e funzioni organiche più sane.

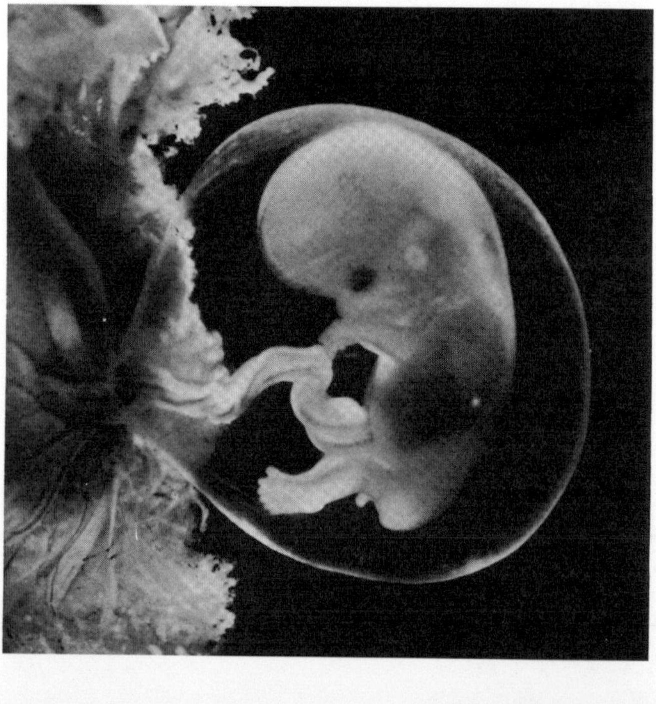

Il bambino in crescita riceve il suo nutrimento dal sangue della madre tramite la placenta, che esercita anche una funzione di filtro protettivo, ma non mette al riparo il figlio dai virus, da alcuni farmaci e sostanze, dagli squilibri ormonali. Sino al settimo mese la placenta lascia passare tutto ciò di cui il feto ha bisogno, a costo di impoverire la madre; in seguito la placenta dà al figlio solo in proporzione di quello che la madre ha.

Le restrizioni alimentari

Molti divieti presso le popolazioni primitive testimoniano che da sempre l'umanità ha avvertito, sia pur in senso magico e superstizioso, il legame che intercorre fra l'alimentazione materna e la formazione del feto.
La gestante Ovimbundo dell'Angola, racconta l'etnologo Antonio Scarpa, non può assaggiare latte di capra, perché il bambino nascerebbe con brutte labbra, né carne di gufo, perché il bimbo avrebbe occhi tondi come questo animale.
Presso i Kuanyama Ambo, pure dell'Angola, alle donne gravide viene proibita la carne di maiale o di anatra, perché il bambino assomiglierebbe a un porco nel primo caso e avrebbe i piedi palmati come le zampe dell'uccello nel secondo.
Oggi, alla luce della scienza dell'alimentazione, tutti i dietologi sconsigliano in questo periodo carne di maiale, perché troppo ricca di acidi grassi saturi.
Presso alcune popolazioni Bantù si dà la preferenza alla carne di scimmia, perché ciò darà agilità al nascituro.

Nell'isola di Ceylon la donna in gravidanza deve astenersi dal prendere 'cibi caldi' come alimenti tuberosi, melanzane, anguille, che le sono invece consigliate dopo il matrimonio. Qui per 'cibi caldi' si devono intendere non quelli riscaldati, ma i cibi che, secondo i principi della medicina ayurveda, hanno il potere di riscaldare.
La donna dei Betsileo (Madagascar) durante la gravidanza non può mangiare né anguilla, né pesce, né prendere del *sosoa,* una specie di piatto di riso con acqua di facile digestione, che potrà invece mangiare a volontà una volta avvenuto il parto.
Nella cultura indiana, invece, i cibi destinati alla gestante non devono mai venir preparati di notte, e si darà la preferenza a quelli dolci, gustosi, ben cotti, con abbondanza di sostanze fluide. Il regime varierà durante la gravidanza. Nei primi tre mesi sarà a base di riso *shashtika,* con latte (specie nel terzo), di latte e caglio nel quarto, di latte nel quinto, di burro chiarificato nel sesto. Nel quarto mese la gestante dovrà far uso anche di zuppa di animali *Jàngala* (cervidi). Questi accorgimenti e restrizioni, indipendentemente dalla loro reale efficacia, avevano l'inten-

zione di garantire una certa qualità all'alimentazione della gravida.

Oggi restrizioni di questo tipo suonano ridicole e forse in parte lo sono, anche se è difficile stabilire se nel momento in cui sono nate e per quella determinata popolazione non avessero un fondo di verità. Vero è che nella nostra società tecnologica si tiene poco in conto l'alimentazione della futura madre. Mangiando 'normalmente' consumiamo cinque chili all'anno di additivi chimici e nessun test è stato a tutt'oggi fatto sugli effetti collaterali sul feto. La legislazione vigente si limita a proibire la preparazione e la vendita di sostanze alimentari 'nocive'. E per 'nocive' si intende qualcosa di effettivamente pericoloso per la salute dell'uomo, il che è praticamente impossibile da dimostrare, soprattutto per il lungo tempo di sperimentazione che un esame del genere richiederebbe.
In gravidanza almeno si dovrebbe tener fermo il principio (che vale comunque in ogni situazione) secondo il quale non è pericoloso solo il cibo di cui è stata accertata la pericolosità, ma anche quello di cui non è stata provata l'innocuità.

Alimenti da evitare

Mangiare bene in gravidanza non significa affatto 'mettersi a dieta', ma assicurarsi di includere nei propri menù alimenti di ogni gruppo. Limitazioni, quindi, non a scapito della varietà, ma proprio per salvaguardare la qualità dell'alimentazione.

Caffè e caffeina

È importante soprattutto evitare gli antialimenti, quelle sostanze contenenti caffeina che eccitano e stimolano l'organismo, senza nutrirlo. La caffeina è contenuta non soltanto nel caffè, ma anche nel tè, nel cacao e nelle bibite a base di noce di cola.
In queste ultime, oltre a un notevole quantitativo di caffeina (una bottiglietta di Coca Cola, ne contiene 40 milligrammi) è presente l'acido fosforico, che depaupera l'organismo di calcio.
Quando la madre beve caffè, il livello di caffeina nel sangue del bambino raggiunge rapidamente il livello di quello della madre. Con il tempo la caffeina che si deposita nell'organismo della madre viene eliminata, men-

tre il bambino ha un processo di eliminazione più lento. La caffeina influenza e lascia i suoi segni nel corso della gestazione in vari modi. Essa interferisce con la crescita e con lo sviluppo del feto provocando nascite di peso basso. In uno studio di laboratorio su topi con un consumo equivalente di dieci tazze al giorno per una donna, si è registrata fra i nati una riduzione di peso del trenta per cento.

Come l'aspirina, la caffeina ritarda l'inizio del travaglio ed inibisce le contrazioni uterine.
Non si escludono inoltre effetti teratogeni (cioè tali da provocare malformazioni) della caffeina: studi su animali indicano che grandi quantitativi di caffeina provocano deformazioni alla nascita. Proprio in seguito a questi esperimenti, l'FDA, l'Ente federale statunitense per il controllo degli alimenti e dei medicinali, ha approvato una serie di proposte miranti a scoraggiare l'impiego della caffeina in bevande e in altri prodotti alimentari, e a promuovere studi sui sospettati effetti teratogeni della caffeina.

È viceversa accertato che la caffeina interferisce con la riparazione del DNA. Normalmente, se avviene un errore nel riprodurre le molecole DNA prima della divisione delle cellule, la cellula elimina l'errore sostituendo il segmento difettoso con un altro. In prove di laboratorio si è visto che la caffeina inibisce la riparazione di questi errori. Non solo, ma interverrebbe negativamente nella divisione delle cellule, proprio nel momento in cui la loro costante separazione è necessaria per la formazione del feto, con conseguenze la cui gravità è a tutt'oggi oggetto di studi e valutazioni. Recentemente l'Ente americano di controllo sugli alimenti ha consigliato, a titolo cautelativo, di ridurre o di eliminare tutti i prodotti contenenti questa sostanza.

E i decaffeinati? Prima di tutto l'estrazione della caffeina è soltanto parziale. In Italia, per legge, il contenuto in caffeina nel caffè decaffeinato può raggiungere lo 0,15 per cento sul secco, mentre all'estero la percentuale è più bassa (in Francia, per esempio, è dello 0,05 per cento). Inoltre il processo di decaffeinazione richiede ulte-

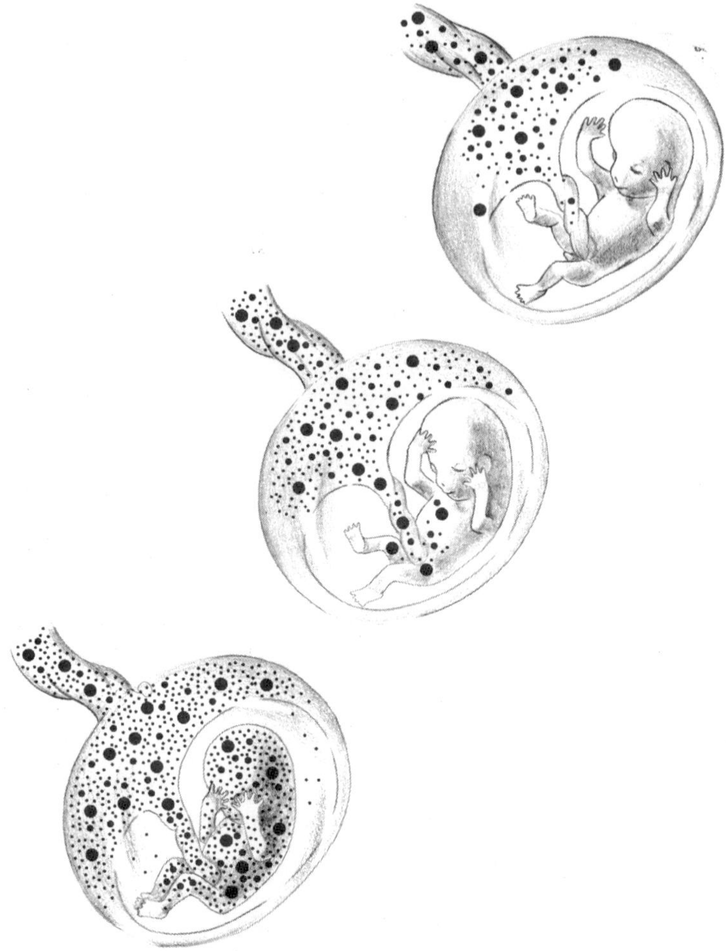

Numerosi agenti chimici, compresi l'alcol, i farmaci e i sottoprodotti del fumo di sigaretta, attraversano la placenta invadendo i tessuti del bambino nell'utero. In questo disegno le sostanze chimiche sono rappresentate da puntini.

riori trattamenti industriali con solventi, i cui residui sono decisamente da ritenersi pericolosi.
Il caffè, più che come alimento, andrebbe eventualmente usato come farmaco. Una tazzina di caffè leggero al giorno, fatto in casa e preso non a digiuno, data l'azione stimolante sul sistema nervoso può aiutare a superare quegli stati di psicoastenia (debolezza, senso di mancamento) caratteristici di questo periodo.

Conserve, insaccati...

È bene evitare o consumare solo occasionalmente i cibi conservati o cucinati in modo complicato. Più un cibo è elaborato (raffinato, cotto, addolcito, aromatizzato) più si impoverisce di importanti elementi nutritivi ed aumenta di calorie.
Tutte le conserve, la selvaggina, i crostacei, le cozze, le frattaglie e gli insaccati possono essere tossici specie nell'ultimo trimestre.

Il sale

Il sale da cucina va ridotto? Per un certo periodo di tempo è stata prevalente la teoria della riduzione del sale, associata al rigido controllo del peso.
In gravidanza l'organismo è particolarmente avido di liquidi e il sale, come si sa, attira l'acqua. Limitandone l'uso o abolendolo si eviterebbero gonfiori o edemi.
Questo tipo di profilassi ha avuto i suoi massimi fautori nella scuola ostetrica americana che l'ha esasperata introducendo i diuretici: al minimo ingrossamento si disidrata, si desalina. Due milioni di gestanti americane dal '58 a oggi sono state trattate con diuretici e con diete aclorurate per un edema che ora molti studiosi reputano normale, fisiologico.
Attualmente i nostri testi di dietetica classica rispecchiano la posizione tradizionale e tutti i vari manuali e libri di divulgazione per la donna in attesa consigliano, se non di abolire del tutto, di ridurre al minimo il consumo di sale.
Anche le varie correnti della medicina naturale, a questo proposito, non si dissociano molto dalla posizione dell'ostetricia ufficiale: certamente no ai diuretici, ma ridurre il sale e fare attenzione persino al 'sodio occulto'.
Oltre ai salumi e agli insaccati, il sodio è contenuto nel latte e in quasi tutti i formaggi; anche le verdure, soprattutto le più saporite (quali spinaci, carote, sedano), ne

contengono dosi tali che nelle diete terapeutiche rigorosamente iposodiche esse vengono proibite.

Premesso che tutti stiamo consumando troppo sale, superando anche di dieci volte il quantitativo di cloruro di sodio necessario all'organismo (circa cinque grammi) e che questo sovraconsumo è responsabile dell'insorgenza di molte malattie, l'unica categoria di persone che sembra non correre rischi è quella delle donne incinte.

Una questione da rivedere

È ora riconosciuto che la prassi medica di limitare il sale impedisce la necessaria espansione del volume sanguigno che, nelle gravidanze a decorso normale, deve aumentare del quaranta per cento.
La Commissione per la Nutrizione degli ostetrici e ginecologi americani ha espresso opinioni contrarie alle sistematiche riduzioni di aumento di peso e alle diete a basso contenuto di sale, accusate di complicare di più la gravidanza che non un leggero sovrappeso.
È quanto si deduce da un recente esperimento condotto su più di duemila gestanti in un ospedale pubblico americano: nel gruppo di donne che era stato informato sul contenuto salino degli alimenti, e invitato a ridurre il sale segnando giornalmente le quantità consumate, vi fu il triplo di casi di placenta danneggiata, il doppio di morti prenatali e di casi di tossiemia che non in quello a libero consumo di sale. Bisogna tuttavia osservare che la limitazione dietetica in queste donne a basso reddito aveva avuto per conseguenza anche l'eliminazione degli abituali cibi proteici a basso prezzo, come la carne in scatola o gli insaccati.

La gravidanza richiede un maggior quantitativo di sale: ben lo sanno i veterinari e gli allevatori di bestiame che mettono a disposizione degli animali gravidi blocchi di sale da leccare. Le donne hanno un identico meccanismo di regolazione del sale che permette di garantire un adeguato livello di sodio nei muscoli, nelle ossa, nel cervello e bilanciare l'espansione dei tessuti e dei liquidi che sono un fenomeno naturale della gravidanza.
Anche il Collegio americano degli ostetrici e ginecologi ha recentemente affermato che la «restrizione del sale non è necessaria in gravidanza, anzi può comportare un ritardo della crescita intrauterina».

Si sta facendo strada l'ipotesi che non sia il sale a provocare la tossiemia: Tom Brewer, presidente dell'Associazione per la protezione del bambino nella vita intrauterina con l'alimentazione (SPUN, Society for the Protection of the Unborn through Nutrition), durante una conferenza nel corso di alimentazione prenatale che tiene da ormai dodici anni in Contra Costa County (California), ha affermato che «la tossiemia è una stretta conseguenza di un'alimentazione non adeguata (essenzialmente troppo poco proteica), che può essere indotta o enfatizzata in donne che restringono il loro consumo di sale».
La gravidanza, d'altra parte, sembra autoregolarsi.

L'organismo si regola da sé

Interessante, a questo proposito, l'esperimento della dottoressa Mary Jane Gray dell'Università del Vermont che ha tentato di far assimilare troppo sale e non c'è riuscita: a un gruppo di gravide è stato somministrato sale in eccesso (oltre a quello aggiunto ai cibi, sciroppi salati, capsule con sodio), tuttavia nessuna di loro ha trattenuto sodio nel corpo e nessuna ha sviluppato tossiemia, sebbene i testi classici affermino che un eccesso di sale possa provocare questa grave complicazione (le cui cause sono a tutt'oggi abbastanza oscure).
Questa capacità di riaggiustamento metabolico dell'organismo in stato interessante non va sottovalutata: se c'è un eccesso di sale viene eliminato, se c'è una leggera carenza (il vomito gravidico provoca, per esempio, perdita d'acqua dal corpo), scatta un meccanismo di conservazione del sale nei reni e nelle ghiandole surrenali. Oltre a un certo livello di carenza si hanno, però, fatti degenerativi.

Per il sale la donna incinta fa dunque eccezione: contrariamente a tutte le altre categorie di persone, per lei può essere più pericolosa la carenza che non l'eccesso. Circa le dosi, il senso del gusto e il meccanismo dell'autoregolazione sono la miglior guida.
Non così prima del concepimento: sforzarsi di mantenere il consumo di sale entro pochi grammi al giorno è un ottimo modo per non iniziare la gravidanza con tessuti ingorgati d'acqua e più elastici.

Quale sale?

Parlando di sale si intende, di solito, il sale marino raffinato, ridotto a puro cloruro di sodio. Ma la raffinazione sottrae come impurità tanti altri sali minerali e, tra questi, numerosi oligoelementi (magnesio, iodio, bromo, zinco, litio, fluoro, boro, cesio, eccetera) che, pur essendo presenti in quantità minime, svolgono importanti attività biologiche, innanzi tutto a livello enzimatico cellulare.

Anche per il sale è importante la qualità. È bene dunque usare il sale che contiene il maggior numero di sali minerali, quello integrale.

In gravidanza non aumenta solo la necessità di calcio, fosforo e ferro, ma anche di altri sali minerali, quali lo zinco, lo iodio, il magnesio.

In realtà l'uso sistematico in agricoltura di soli concimi solubili (potassio, fosforo, azoto) ha finito per impoverire il terreno di numerosi oligoelementi di cui i vegetali stessi presentano spesso una carenza. E l'utilità degli oligoelementi si realizza solo se sono presenti nell'equilibrio predisposto dalla stessa natura.

Oltre al sale marino integrale d'importazione, grazie alla campagna in favore del sale marino integrale condotta in Italia fin dal 1962 dal Centro di eubiotica umana di Milano, il Monopolio di Stato ha ripristinato la vendita del sale integrale, che nel dopoguerra era stato tolto dalla vendita al pubblico.

Bisogna invece evitare o ridurre al minimo i vari sali di sodio che l'attuale tecnologia alimentare introduce sotto forma di additivi: il propionato di sodio aggiunto ai formaggi come antimuffa, l'alginato di sodio nei gelati per renderli più cremosi, il glutammato di sodio nei dadi da brodo (anche in molti di quelli vegetali), il lattato di sodio nel pane a lunga conservazione e in alcuni farmaci come sostanza inerte, eccetera. Basta leggere le etichette dei prodotti prima dell'acquisto.

La dieta 'aclorurata' (senza sale)

I casi in cui occorre limitare o abolire il sale sono pochi, e cioè quando già prima della gravidanza si soffriva di disturbi ai reni o al cuore, oppure quando in gravidanza compare ipertensione (pressione alta) o nefrite (infiammazione dei reni).

Il controllo del sale dovrà avvenire in questi casi con speciale attenzione, per garantire alla futura madre un minimo di sodio che permetta di espandere il volume sanguigno senza indurre effetti collaterali. Neanche in questi casi patologici la dieta aclorurata va seguita rigidamente: alcuni ricercatori sostengono, infatti, che donne anche con gravi ipertensioni hanno avuto gravidanze

migliori con libero consumo di sale che non con restrizione e diuretici.
Il rischio delle diete a basso contenuto di sale in gravidanza è che, trovando tutto inappetibile, si finisca per non nutrirsi adeguatamente e che pertanto il bambino nasca sotto peso.

Qualche consiglio

Ecco una serie di accorgimenti per non limitare troppo la scelta dei cibi e per apprezzare la tavola.
Fare largo uso di verdure crude. Insaporire le insalate con della cipolla e con erbette quali la rucola, il crescione, l'erba cipollina; profumare l'insalatiera con uno spicchio d'aglio.
Il sapore acido di alcuni frutti come il limone o il pomodoro rappresenta un ottimo sostituto del sale. Una bistecca ai ferri con un pomodoro cotto al forno schiacciato sopra, con un pizzico di zucchero, ha un sapore che non fa rimpiangere il sale.

Guarnire ogni piatto senza sale con fettine di limone (possibilmente non trattato al difenile) che possono essere spremute in bocca quando ne sorga il desiderio. Il modo di cottura influisce molto sull'appetibilità di una pietanza. Cuocere a vapore o al forno: le patate cotte al forno con la loro buccia conservano il loro sapore. Basterà qualche goccia d'olio e un po' di prezzemolo per renderle gradevolissime.
Il latte vaccino, molto ricco di sodio, potrà essere sostituito con quello di mandorle.
Evitare di cucinare piatti che per loro natura richiedono l'aggiunta di sale: la pasta asciutta senza sale è sgradevole; un piatto di gnocchi di semolino, specie se cucinati utilizzando il brodo di verdure, un uovo e un po' di latte, può risultare gradevole.

Non si tratta solo di abolire il sale da cucina. Bisogna procedere a una trasformazione completa dell'alimentazione che oltrepassa l'astensione dal sale. Se si offrono a una persona i piatti abituali senza sale e senza osservare il principio della trasformazione generale, questi risulteranno insipidi. Un sacrificio tremendo! Non così se si sostituiscono gli alimenti denaturati con quelli freschi, i dolci con la frutta, il pane bianco con quello integrale; se si rinuncia al caffè, al tè, all'alcool, alla nicotina; quest'ultima, soprattutto, altera talmente il gusto che il fumatore non riesce più ad apprezzare la finezza dei sapori naturali.

Perché l'organismo trattiene i liquidi?

Per la maggior parte degli ostetrici si tratta sempre di un fenomeno pericoloso da prevenire con la riduzione dell'apporto salino e con la limitazione delle bevande (bere non più di un litro al giorno) e, se poi compare, da trattare con diuretici.
A dissociarsi da questo tradizionale approccio è Leon Cesly, autore di un capitolo sulla tossiemia nel più diffuso testo americano di ostetricia, il *Williams Obstetrics*, e promotore di un movimento di opinione per far mettere al bando dall'FDA i diuretici durante la gravidanza.
Prima di ogni restrizione alimentare, Cesly suggerisce di capire le cause fisiologiche della ritenzione idrica in stato di gravidanza e, quindi, di distinguere fra ritenzione idrica normale e anormale.
La prima deriva principalmente da un rilevante aumento del livello degli ormoni femminili (estrogeni) fabbricati dalla placenta. Questi ormoni sono gli stessi che causano in molte donne un leggero ingrossamento in prossimità delle mestruazioni.
Circa il sessanta per cento delle donne incinte presenta un certo ingrossamento alle mani, alla faccia e alle gambe. Secondo Cesly e altri studiosi, si tratterebbe di un 'edema fisiologico', segno di salute e non di condizione patologica: il fluido ritenuto è come un serbatoio di riserva ed è di beneficio per madre e figlio.

Al momento del parto, quando una certa perdita di sangue è inevitabile, l'extrafluido protegge la madre dallo shock e il rimanente fluido è mobilitato per l'allattamento. Se la ritenzione idrica dovesse farsi evidente con gonfiori agli arti (ma se vi sarete ben preparate prima del concepimento, anche senza restringere il consumo di sale, non vi succederà), sappiate dunque che il fatto rientra nella normalità e scomparirà dopo il parto.
Per alleviare il fastidio è opportuno passare a scarpe aperte, tipo zoccoli, togliere gli anelli, sdraiarsi, stare il meno possibile in posizione seduta e preferire la poltrona.
Secondo le ultime tendenze scientifiche, dunque, la ritenzione idrica va considerata anormale e opportunamente trattata solo quando l'eccesso di fluido si trasferisce nei tessuti

Spie di questa condizione patologica sono la presenza di albumina nelle urine e un aumento della pressione arteriosa.

E le voglie?

È veramente curioso come da un lato sia ancor oggi diffusa la credenza che certe macchie comparse sulla pelle dei neonati corrispondano al desiderio insoddisfatto di un certo alimento e dall'altro si sottovaluti quanto il cibo, le impressioni e le azioni prenatali influenzino la salute e la stabilità mentale del nascituro.
Le voglie alimentari della donna incinta sono sempre state note. Provengono da brusche carenze o squilibri ormonali. Non per niente sono più frequenti nei periodi di carestia. La loro influenza sul bambino è controversa.
In ogni caso, meglio assecondarsi: è inutile non soddisfare una voglia il cui oggetto può inserirsi in un'alimentazione sana. Si può eventualmente cercare un alimento della stessa composizione (spezzatini di soia al posto della carne; i paté vegetali invece di quello di fegato) o della stessa presentazione (sostituire il cioccolato con pasta di carrube, per esempio).
Ciò che conta però è evitare nervosismi o idee fisse, che certo non sono salutari...

Nutrirsi bene anche fuori casa

Qualche problema può sorgere se si è costrette a mangiare fuori, alla mensa del posto di lavoro, o anche invitate da amici. Tuttavia è sufficiente adoperare il buon senso e attenersi ad alcune piccole regole.
Scegliendo i primi piatti evitiamo le preparazioni di pasta o riso con sughi ricchi o compositi: chiediamo un piatto di pasta in bianco e condiamocela noi con l'olio che c'è sul tavolo e il parmigiano.

I secondi piatti invece devono essere alla griglia o lessati. Anche nella mensa più 'tradizionale' e nel *self-service* più sfortunato potrete trovare verdure crude e cotte: via libera a ciò di cui avete voglia, condito al tavolo con olio, poco sale e limone. Via libera anche alla frutta, mentre è meglio evitare i dolci, a meno che non siano *molto* semplici.
Ricordatevi che i grissini, come i crackers, forniscono (a parità di peso) circa il doppio delle calorie apportate

dal pane. Inoltre sono spesso preparati con lo strutto e addittivati con conservanti vari.
È importante poi badare alle giuste combinazioni: non tutti gli alimenti vanno d'accordo tra loro e un accostamento sbagliato può dar luogo a digestione lenta (e sonnolenza), fermentazioni intestinali, meteorismi, gonfiori, disturbi di cui risente anche il bambino.
In generale: la frutta andrebbe sempre consumata lontano dai pasti; non bisognerebbe associare le carni con la pasta e i cereali; le proteine (latte, uova, formaggi, carne, legumi) non dovrebbero *mai* essere consumate insieme (cioè o uova, o carne, o legumi ecc.)
Per una spiegazione più esauriente vi consigliamo di leggere *Le combinazioni alimentari*, di Gudrun Dalla Via (red edizioni, Como).

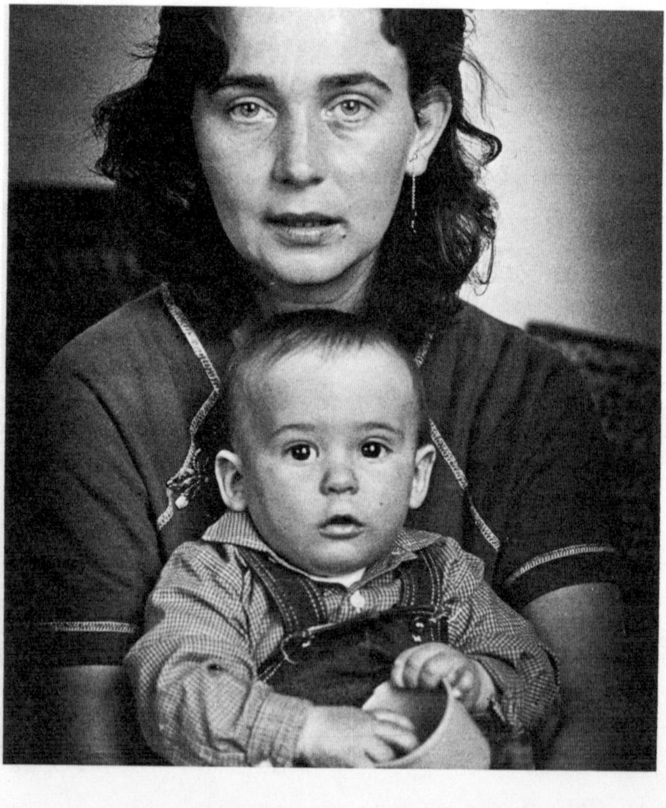

Nutrirsi bene con poca carne

Vi sarà forse capitato di chiedervi se una dieta vegetariana è corretta in gravidanza; la risposta è affermativa. L'Organizzazione mondiale della sanità, la FAO e l'UNESCO hanno pubblicato sul periodico dell'OMS 'Santé du monde' l'elenco delle falsità e delle credenze errate più diffuse nel mondo.
Al primo posto c'è la seguente precisazione: «I regimi vegetariani indeboliscono il fisico e non favoriscono la crescita. È falso: un regime vegetariano ben equilibrato può sviluppare i muscoli, produrre energia e forza più di un regime alimentare a base di prodotti animali.
Altrettanto falso un altro luogo comune largamente diffuso, cioè che l'alimentazione della maggior parte dei paesi in via di sviluppo manchi di proteine.
In realtà, tranne poche eccezioni, la malnutrizione è generalmente causata da una mancanza di nutrizione. È un problema di quantità. Infatti, nella maggior parte del mondo, l'alimentazione del luogo, se la quantità è sufficiente, fornisce tutte le proteine necessarie per un perfetto equilibrio dell'organismo».

I vantaggi

La dieta vegetariana comporta notevoli vantaggi.
Nutrendosi prevalentemente di frutta e ortaggi crudi, è molto raro che i vegetariani presentino carenze di acido folico, la vitamina del gruppo B la cui carenza provoca anemia e mancanza di energia. Inoltre una dieta di cibi vegetali naturali è ricca di tante altre vitamine, di sali minerali e di cellulosa. Grazie a quest'ultima sostanza, i vegetariani ignorano la stitichezza.
Alcuni medici e scienziati (come Bircher-Benner, Bruker, Claude Aubert) hanno ampiamente dimostrato che un'alimentazione che comprenda vegetali, con il complemento, del resto facoltativo, di qualche sottoprodotto animale (formaggio, uova, miele), è la più favorevole al mantenimento e al ripristino della salute.
Nelle culture primigene (anche se evolute e non più primitive) è diffusa la credenza di una sacralità degli animali in genere e in particolare di alcune specie. Astenersi dalle loro carni è condizione necessaria per acquisire quella 'purità' necessaria per compiere determinate

azioni (soprattutto riti religiosi) o superare con successo situazioni impegnative, come quelle rappresentate da caccia, pesca, guerra, gravidanza, parto e allattamento.

Nonostante tutti i vantaggi che comporta un'alimentazione non carnea, Ferdinando Delor, medico ed ex-presidente dell'Associazione vegetariana italiana, sconsiglia alla donna incinta di iniziare il nuovo regime in una fase tanto delicata della sua vita.
E questo non perché sia pericoloso sul piano fisiologico (anche se ai cambiamenti delle abitudini alimentari tutti devono adeguarsi a poco a poco), quanto per non creare una condizione di ansia.
La paura di non avere una sufficiente quantità di proteine se non si mangia carne è così profondamente radicata e diffusa che la messa in discussione di questo dogma (che oggi negli ambienti scientifici più avanzati si inizia a demolire) urta sempre contro il dubbio e l'incredulità.
Bisogna invece evitare ogni occasione di timore, di nervosismo e di angoscia.

D'altra parte il problema vegetariano, accantonati gli aspetti di carattere etico e filosofico, non è il punto centrale per un'alimentazione sana.
Certo, c'è una serie di malattie per la cui guarigione è importante evitare i prodotti animali, ma le cosiddette 'malattie da civilizzazione' (stitichezza, carie dentaria, calcoli biliari, malattie del ricambio, disturbi circolatori e reumatismi), da cui non è esente la gestante, non sono provocate dal consumo di carne ma, soprattutto, dalla mancanza di sostanze vitali. Un moderato consumo di carne cotta o di pesce, con l'apporto contemporaneo di una certa quantità di cibi crudi, come la pappa di cereale fresco, i grassi mantenuti allo stato naturale e il pane integrale, non provoca alcun danno.

I 'vegetariani del budino'

Se viceversa siete già vegetariane, benissimo, continuate pure ad esserlo. Ma attenzione.
A rigor di logica si potrebbe definire vegetariano anche chi si nutre di conserve di verdure o marmellate di frutta, che a causa dei processi di conservazione hanno perso tutte le qualità vitali che contengono quando sono crude.
Molti vegetariani eliminano dalla loro dieta solo la car-

ne, ma lasciano invariato tutto il resto. Ecco, una tale alimentazione non offre alcun vantaggio, anzi, vale ancor meno della comune dieta mista, perché chi non mangia carne, né insaccati, si rivolge volentieri ai dolciumi ed ai farinacei come compenso. Questi 'vegetariani del budino', così li chiama Bruker, hanno contribuito a recare discredito al vegetarianesimo.
Tralasciare la carne reca vantaggio alla salute solo se viene sostituita da alimenti di alto valore, se i cereali integrali e le verdure crude occupano un posto rilevante nella dieta.

Capita che dopo molti anni di vegetarianesimo si diminuisca sensibilmente la quantità di grano consumato giornalmente e, in particolare, durante l'estate. L'annuncio di una gravidanza deve far ritrovare il piatto di grano quotidiano (in semplice pane e in farina) e la 'pappa' di grano macinato fresco.
Se avete abbandonato totalmente anche i sottoprodotti animali, è opportuno reintrodurre ogni tanto lo yogurt, i latticini freschi e qualche uovo. Secondo Dextreit e alcuni studiosi, la gravidanza e l'allattamento non possono essere condotti bene con un'alimentazione di soli vegetali (vegetaliana).

Attenzione alle patate

Un'avvertenza per le verdure: quelle appartenenti al gruppo delle solanacee (le patate, i peperoni, le melanzane, i pomodori) vanno consumate con moderazione, anche nella stagione adatta. «Se siete incinte e mangiate una patata macchiata, anche se la macchia è stata rimossa, il bimbo nascerà deforme.» È una delle tante credenze sulla gravidanza. C'è del vero? Vediamo.
La dietetica corrente considera la patata come la fornitrice principale di carboidrati e l'apprezza per il contenuto di vitamina C. Questo tubero negli ultimi cento anni ha progressivamente soppiantato i cereali e oggigiorno la patata viene inserita con regolarità nei pasti. La patata è ricca di amido ma, al contrario dei cereali, apporta pochissime proteine. La sua composizione minerale è squilibrata: è troppo ricca di potassio, contiene sei volte meno fosforo, cinque volte meno magnesio e quattro volte meno ferro. Le sue foglie sono velenose e, quando germoglia o diventa verdognola, sviluppa un veleno, la solanina.

È provato che questo alcaloide influenza negativamente il cervello, appesantendo il sistema nervoso centrale. Alcuni studiosi che fanno riferimento alla filosofia Zen e all'antroposofia non esitano a catalogare la patata fra gli alimenti antifisiologici e ne raccomandano un uso moderato, soprattutto alla donna incinta ed ai bambini: un esagerato consumo di questo ortaggio può provocare una serie di alterazioni che possono portare perfino all'idrocefalia, una grave alterazione che provoca un abnorme aumento di liquidi all'interno del cervello fetale.
Inoltre, la patata favorisce lo sviluppo microbico intestinale: come lo zucchero viene infatti usata per le colture microbiche di laboratorio.

Del resto, il fatto che questi tuberi conosciuti dall'uomo da molto tempo, facili da coltivare e più produttivi dei cereali, non siano mai riusciti, prima dell'era industriale, a soppiantare questi ultimi (fino al diciannovesimo secolo si credeva che le patate fossero velenose) dimostra che l'uomo aveva osservato o sentito intuitivamente l'inferiorità della patata rispetto al seme di grano e che non se ne doveva fare la base dell'alimentazione.

Se le patate vi piacciono (e in genere, dato il loro effetto leggermente calmante, sono appetite dalle donne incinte), non privatevene, ma fatene un uso moderato, non più di una volta la settimana. Con un consumo normale non c'è alcun pericolo.
L'importante è procurarsi patate non irraggiate e provenienti da colture biologiche.

Fra tutte le verdure infatti la patata è quella che più risente degli effetti negativi dei concimi chimici. L'abuso di potassio, usato per ottenere una produzione abbondante, va a scapito della qualità, la parte commestibile è a diretto contatto con il concime, e gli insetticidi con cui vengono irrorate le foglie penetrano con la pioggia fino al tubero.
Di regola, non deve essere assolutamente conservata per il pasto successivo (se prevedete un minestrone per il giorno dopo non metteteci né patate né pomodori) e dovrebbe essere mangiata calda, appena cucinata al forno con buccia.

Le combinazioni proteiche alternative alla carne

Imparare a ridurre il consumo di proteine animali e ad aumentare quelle vegetali non può che giovare alla salute, tanto più se si combinano gli alimenti in modo da potenziare il loro apporto proteico.
L'alimentazione vegetariana può essere molto semplice da seguire, ma richiede una certa conoscenza dei fenomeni della nutrizione.
Un pasto completo, contenente le proteine indispensabili, gli idrati di carbonio, le vitamine e i sali minerali, per mantenere e sviluppare i tessuti, può essere costituito da una carota, un po' d'insalata, un piatto di lenticchie e due fette di buon pane. In questo semplicissimo menù l'abbinamento del legume con il cereale sotto forma di pane garantisce l'apporto di aminoacidi di prima categoria.
Mentre infatti le proteine contenute nelle carni, nelle uova e nel latte sono 'complete', contengono cioè tutti gli aminoacidi essenziali per l'alimentazione, i cereali, la frutta secca, i legumi forniscono proteine incomplete e devono essere associati ad alimenti che contengono l'aminoacido mancante.

L'equilibrio di alcuni piatti tradizionali

Per i nostri bisnonni sulla cui tavola la carne compariva una volta la settimana (la domenica), anche se non sapevano di dietetica, era normale combinare gli alimenti in modo da ottenere piatti altamente proteici.
Un motivo ricorrente della cucina popolare italiana è l'uso dei cereali (poveri di lisina) abbinati ai legumi (ricchi di lisina), sia interi sia in farina: la farinata (una specie di focaccia di farina di ceci) e la *mes-ciüa* (zuppa di grano con ceci e fagioli bianchi) in Liguria; lagane e ceci in tutta la Basilicata; *maltajà* e fagioli in Lombardia; *maccu* con le fave in Sicilia.
L'onnipresente polenta, sia gialla, sia bigia (di grano saraceno), era spesso abbinata al latte e al formaggio; mentre i dolci dei giorni di festa erano fatti con pinoli, mandorle, noci e fichi secchi o uva passa come dolcificanti.
Ecco, in pratica, come ricavare proteine di valore uguale a quello della carne. Basta combinare ciascuno dei seguenti alimenti di un gruppo con uno degli altri gruppi nel medesimo pasto.
Fra l'altro le proteine in questi menù sono utilizzate meglio dal nostro organismo e, quanto a valore nutritivo, un po' di burro di arachidi spalmato su una fetta di

pane integrale accompagnato da un bicchiere di latte è senz'altro meglio di pane bianco con burro accompagnato da un succo di frutta.

Primo gruppo

Cereali. Fiocchi di grano; fiocchi di riso; fiocchi d'orzo; farina gialla; farina di grano saraceno; farina di frumento; orzo; semolino; paste; riso; miglio.

Secondo gruppo

Legumi. Piselli; lenticchie; fagioli borlotti; fagioli di Spagna; azuki (fagioli rossi); ceci; farina di ceci; soia; salsa di soia (tamari, miso); latte di soia; tofu (caglio di soia chiamato 'formaggio di soia).

Terzo gruppo

Semi oleaginosi. Noci; mandorle; nocciole; semi di lino; semi di zucca; semi di girasole; semi di sesamo (tahin); burro di arachidi.

Quarto gruppo

Latticini. Latte; yogurt; formaggio bianco; uova; grana.

Il polline, prezioso complemento

Per aumentare l'apporto proteico, specie nel secondo e terzo trimestre, non c'è niente di meglio di qualche cucchiaino di polline d'api. Per quanto possa sembrare strano data la sua origine vegetale, esso contiene una percentuale molto elevata di sostanze proteiche, fra il quindici e il trentacinque per cento, a seconda della varietà.
Si tratta di un alimento completo, di eccezionale valore nutritivo e, soprattutto, ricco di fattori vitali.
Scegliete quello in granuli e non quello già polverizzato, perché potrebbe essere stato sottoposto a riscaldamento durante la macinatura. L'importante è masticarlo bene, anche la pellicola, e ricordare che si deteriora in breve tempo.
Per una migliore digestione e assimilazione lo si può polverizzare in un comune macinino manuale.

Recentemente è stato lanciato sul mercato il cuore di polline: i granelli sono stati liberati con solventi dall'involucro duro e sottoposti a speciali trattamenti che lo renderebbero meglio assimilabile e puro da eventuali 'sostanze nocive o allergiche'.
Anche in questo caso è meglio seguire una grande regola dell'alimentazione naturale, che raccomanda di assumere gli alimenti nell'interezza e nell'integralità con

cui la natura ce li fornisce. Del resto, data la concentrazione delle sostanze nutritive, ne bastano pochi grammi alla volta e, per evitare problemi digestivi, è sufficiente non mescolare il polline al latte, al miele o allo yogurt.

Gli esperimenti effettuati su topi durante un periodo di sei mesi hanno dimostrato che questi animali non presentavano alcuna carenza nutritiva nonostante fossero stati alimentati solamente con polline d'api. Si dice che molte popolazioni, anticamente, siano riuscite a sopravvivere a lunghi periodi di carestia nutrendosi esclusivamente di dolci fatti con miele e polline.
Basti pensare che in questo prodotto dell'alveare si trovano tutti gli aminoacidi essenziali e in percentuale superiore a quella contenuta nella carne di bue, nelle uova e nel formaggio.

Una miniera di vitamine

Anche la presenza di sali minerali, specie per quel che riguarda il potassio, il fosforo, il calcio e il magnesio, è elevata. Il contenuto di ferro è circa pari o superiore a quello degli spinaci, della carne di cavallo e del prosciutto, mentre la percentuale di calcio è superiore a quella contenuta in altri alimenti che pure ne sono ricchi, quali il latte, le lenticchie, le uova e persino alcuni formaggi (tipo Bel Paese, robiola, crescenza).
Il contenuto in fosforo è nettamente superiore a quello delle carni fresche e degli organi freschi di vari animali (cervello, fegato), mentre il contenuto in potassio è circa pari a quello delle noci e superiore a quello delle banane, della carne di bue e del frumento integrale; anche la quantità di magnesio è superiore a quella contenuta in molti cibi sia di origine animale sia vegetale.

Ottimo integratore vitaminico, data la presenza di vitamina B_{12} il polline è un alimento quasi obbligatorio per chi esclude dalla dieta anche le uova e il latte. La vitamina B_{12} viene spesso citata dagli avversari del vegetarianesimo per dimostrare i pericoli di questa dieta che ne sarebbe sprovvista. Se oltre che vegetali mangiate anche uova e latticini, non c'è problema: la B_{12} si trova anche nel latte.
Se siete strettamente vegetaliane (cioè non consumate né uova né latticini), non è necessario un supplemento di vitamina B_{12} in compresse, poiché, come tutti gli

scienziati sanno, essa viene sintetizzata spontaneamente dal corpo umano a opera di certi microrganismi presenti nella flora intestinale. A condizione che questa sia in buono stato.

Comunque tracce di vitamina B_{12} sono presenti in alcuni vegetali, ed è bene includere, a scelta:
– germogli di soia;
– prezzemolo (100 grammi di prezzemolo crudo contengono 60 milligrammi di vitamina B_{12}, il cui bisogno quotidiano in gravidanza è stato valutato intorno ai 30 milligrammi al giorno);
– consolida;
– alghe marine. Queste si trovano abbastanza facilmente in commercio sotto forma di prodotto secco; si lasciano a bagno una decina di minuti prima di essere cotte insieme con altra verdura, legumi o cereali;
– certi cibi fermentati e tutti i preparati a base di soia (tamari, miso) usati nella cucina macrobiotica.

In vista del parto

Il parto necessita la messa in opera di tutte le forze dell'organismo. È quindi opportuno arrivarvi in buona forma fisica, con un corpo riposato (in gravidanza il bisogno di sonno aumenta: assecondatelo!) e disintossicato. A questo scopo sarà meglio adottare alcuni accorgimenti. Anzitutto, sul finire della gravidanza, si può cercare di ridurre al minimo il consumo di sale.
Un regime aclorurato rende quasi indolori le prime contrazioni, accelera la dilatazione del collo dell'utero e abbrevia la durata del travaglio.

Salvia e chiodi di garofano

Nell'ultimo trimestre provate a sostituire tutte le bevande con tisane di salvia (20 grammi di foglie di salvia in infusione per litro d'acqua bollente). Se siete già al secondo figlio è sufficiente berla l'ultimo mese.
I vecchi contadini, che sapevano benissimo curare i loro animali con quel che avevano sottomano, per facilitare il parto alle mucche davano loro da bere un infuso di salvia e sabina.
La salvia si può usare anche nella preparazione dei cibi, nei ripieni, nelle focacce, nelle zuppe. Le grandi foglie della salvia, impanate e fritte, sono ottime.
All'occorrenza, alcuni medici naturisti consigliano l'estratto di salvia nell'ultima settimana.
Un'altra pianta aromatica che ha un'influenza positiva sul parto sono i chiodi di garofano.
Questa spezia ha la curiosa proprietà di dar forza ai tessuti dell'utero. Si utilizzano, di solito, infilati in una cipolla da cuocere nella minestra.
Si possono usare anche spezzettati e polverizzati su diverse preparazioni culinarie.
È importante non mangiar più alimenti solidi in abbondanza fin dalla prima contrazione per non andare incontro a vomiti. Eventualmente, fate un brodo con chiodi di garofano subito prima del parto.

Semicupi e cataplasmi per disintossicare i tessuti

Per mantenere l'elasticità dei muscoli del perineo è utile fare ogni due giorni un semicupio di segale con tiglio. Basta una manciata di tiglio e di segale per litro d'acqua bollente. Lasciate in infusione sotto coperchio per cinque minuti; passate poi al colino e lasciate raffreddare. Questo bagno freddo (l'acqua fredda attiva la circolazione) non deve durare più di dieci minuti e non più di cinque durante le ultime due settimane. È opportuno coprire bene il resto del corpo per non sentire freddo.

Nell'ultimo trimestre provate a mettere dei cataplasmi d'argilla sul ventre e sui reni. Se non avete mai sentito parlare di questo antico rimedio (che dovrebbe entrare a far parte di ogni farmacia domestica), è il momento di provare. Imparare a usare l'argilla vi sarà inoltre utile anche per curare eventuali piccoli disturbi del vostro bambino.
L'argilla, specie se associata a un regime vegetariano, esercita, secondo i grandi naturalisti tedeschi Kneipp, Khun, Felke, ottimi effetti sulla formazione del bambino e sulla preparazione al parto.
Queste applicazioni sono un'ottima misura preventiva nei confronti della gestosi (l'argilla ha la proprietà di assorbire tossine) e ossigenano il bambino, in quanto lo scambio di calore accelera la circolazione.

Si stempera in acqua fredda l'argilla fino a formare una pasta morbida, spalmabile. La si applica direttamente sulla pelle e si ricopre questo strato di qualche millimetro con un telo di lino e uno di lana.
Quando si toglie il cataplasma l'argilla è quasi asciutta e quindi si stacca con facilità dalla pelle.
Se il cataplasma non si stacca bene, mettete un po' d'acqua tiepida tra l'argilla e la pelle e lavate senza sapone. Soprattutto non impiegate mai alcol o acqua di colonia. Non utilizzate mai la stessa argilla per il cataplasma successivo.
Le applicazioni vanno fatte preferibilmente di sera e tenute tutta la notte, in cicli di quindici giorni al mese.
L'argilla per uso esterno può essere acquistata nelle erboristerie o nei negozi di alimenti naturali.

La terra fa bene!

Raymond Dextreit nel suo manuale *L'argilla che guarisce* afferma che i cataplasmi freddi di argilla sul ventre immediatamente dopo il parto prevengono i rischi d'infezione e rimediano a una pulizia non perfetta dell'utero. Così l'argilla è utile anche in caso di minaccia d'aborto.
L'argilla si può anche bere. Essa infatti depura il sangue, neutralizza le tossine (e in questo periodo si devono smal-

tire anche quelle del feto) e ha un effetto remineralizzante. Secondo analisi eseguite in Francia dal Centro nazionale della ricerca scientifica, l'argilla contiene silice, calcio, ferro, magnesio ed altri sali minerali e oligoelementi di cui in gravidanza c'è un gran bisogno.
La posologia consigliata dalla maggioranza degli studiosi è di un cucchiaino da caffè per tre quarti di bicchiere d'acqua. Si inizia a bere dapprima solo l'acqua argillosa e poi, progressivamente, anche l'argilla, mescolando il tutto. La preparazione va fatta la sera prima, si lascia riposare tutta la notte e il mattino dopo si beve.

Se soffrite di nausea nel corso del primo trimestre e non sopportate le bevande, potete succhiare piccoli pezzi d'argilla durante la giornata o fare palline d'argilla con un infuso aromatico di salvia o di chiodi di garofano. Succhiando queste palline si otterranno gli stessi benefici.
Questa cura va fatta a cicli alternati di dieci giorni l'uno.

La consuetudine di mangiare la terra (geofagia) è ancora diffusa in alcune popolazioni africane.
Le gestanti Fulup Baiot mangiano durante tutta la gravidanza la terra dei termitai nella convinzione di partorire così bambini ben sviluppati.
A questa credenza c'è un riscontro scientifico: la terra che scelgono, infatti, è ricca di principi attivi utili all'accrescimento.

Trovate del tempo da dedicare a voi stesse e al vostro bambino. Una passeggiata anche breve ogni giorno in un luogo tranquillo e (possibilmente) verde gioverà al fisico come alla mente. Preparate tutto l'occorrente per il parto e il nascituro fin dall'inizio del settimo mese, così da non avere preoccupazioni nell'ultimo periodo e poter curare una preparazione interiore nei confronti della nascita del nuovo essere. Per molte donne è un fatto spontaneo diventare più attente alla propria interiorità, ascoltarsi.
Pensate con gioia al bimbo che fra non molto terrete fra le braccia. Anche il 'cibo pensiero' di cui nutrirete vostro figlio ha la sua importanza.
Ruolo del futuro padre è aiutare la madre a star serena. Ciò che giova al bambino è un umore disteso, sereno e sentimenti di speranza.

Dopo aver visto tanti aspetti pratici che riguardano la gravidanza, ci piace concludere con un passo scritto dal pediatra zur Linden: «La nascita di un bambino è un avvenimento di natura potremmo dire sacrale, di fronte al quale possiamo provare la stessa devozione, la stessa meraviglia interiore che proviamo di fronte alla morte... Se la madre impara a comprendere la nascita come un avvenimento che si svolge fra un mondo spirituale e un mondo terreno, allora essa si avvicina al momento del parto con un atteggiamento completamente diverso... allora sorge un senso di sicurezza di vita nel quale non trova posto la paura».

Menù e ricette per la vita

Il menù giornaliero di una gestante dovrebbe includere un alimento a scelta di ciascuno dei sei gruppi sottoindicati:
1. carne, pesce, pollame, uova (non più di quattro volte la settimana), piselli, fagioli, ceci, noci, mandorle, nocciole, semi di girasole, semi di zucca, semi di lino;
2. latte, yogurt, formaggio fresco, parmigiano, gruviera;
3. frutta e verdura fresca e loro succhi;
4. cereali integrali e prodotti da forno;
5. olio d'oliva extravergine, burro, panna fresca;
6. liquidi (lontano dai pasti): acqua di rubinetto (meglio ancora se bollita per tre minuti), acqua di bottiglia non gassata, tisane, caffè d'orzo, brodi di verdura.

Che cosa è importante mangiare

Tutti i giorni consumate almeno un vegetale crudo e una portata di verdure in foglia (per ridurre la dose di nitrati non fate aspettare in frigorifero le verdure fresche e, se le cuocete, mangiatele subito!)
Quattro volte la settimana consumate un vegetale color giallo-arancio e uno o due cibi ricchi di vitamina C (bacche di rosa canina in infuso, marmellata di ribes nero, olivello spinoso in sciroppo, agrumi, cavolo, prezzemolo, crescione, patata e, in genere, tutti i vegetali freschi, soprattutto le loro parti esterne).
Inoltre, per evitare gonfiori e disturbi digestivi, abituatevi a mangiare lentamente e a non concludere mai il pasto con la frutta. La frutta va mangiata lontano dai pasti e le verdure crude sempre prima, come antipasto.

Al mattino, se potete, fate colazione a letto. Sdraiatevi subito dopo mangiato e aspettate una mezz'ora prima di alzarvi.
Come pre-colazione, a digiuno, prendete, in alternativa:
– mezzo grammo di pappa reale per venti giorni, mettendola sotto la lingua. La pappa reale viene venduta in confezioni da dieci grammi e va conservata in frigorifero; (assicuratevi al momento dell'acquisto che sia fresca!) È indicata in caso di stanchezza e sfinimento. Fatene due cicli: all'inizio della gravidanza e subito dopo il parto (favorisce la secrezione lattea);

– oppure un bicchiere d'acqua in cui la sera prima avrete messo un cucchiaino d'argilla;
– oppure un bicchiere di succo di carote crude fatto con la centrifuga. È antianemico (contiene fino al sette per cento di ferro), è mineralizzante (fosforo, calcio, magnesio, zolfo e altri sali minerali). Ha proprietà galattogene ed è quindi indicato durante l'allattamento.

A mano a mano che la gravidanza procede e che il volume dell'utero aumenta e comprime lo stomaco, vi sorgerà naturale la tendenza a mangiar poco e frequentemente. Non per questo dovete pasticciare tutto il giorno.
I menu proposti al termine di questo capitolo sono stati pensati per permettervi di mangiar poco a parecchie riprese.

Le dosi e le porzioni non sono state di proposito indicate. Se seguite un'alimentazione il più naturale possibile potete farvi guidare dall'appetito: una mela per spuntino o tre mele, se lo desiderate, non comportano rischi di sovrappeso. Sono i prodotti artefatti, resi artificialmente appetitosi con aromatizzanti, lieviti e antiraffermanti chimici, troppo zucchero e sale, a stimolare una fame di tipo artificiale. Si finisce per mangiare per golosità. Di qui tutti i problemi di conteggio per mantenere le calorie entro certi limiti.

Qualche idea per una cucina sana... e appetitosa

Negli ultimi anni sono stati pubblicati buoni libri di ricette di cucina naturista, vegetariana, macrobiotica o, semplicemente, di mangiar sano. Un buon piatto, comunque, non va giudicato dal modo più o meno elaborato con cui sono stati combinati gli ingredienti, ma dal loro valore biologico: freschezza, grado di maturazione, metodo di coltivazione secondo criteri biologici e biodinamici (vale a dire in terreni biologicamente sani, senza uso di fertilizzanti chimici e pesticidi), tecnica di conservazione.
In inverno vale più una minestra con poche verdure di stagione biologiche (cipolle, verze, rape) che non un minestrone surgelato più ricco come varietà, ma povero di fattori vitali (i prodotti chimici usati nelle lavorazioni alimentari sono più di cinquemila!)
D'altra parte basta lasciare i cibi naturali il più naturali possibile per non passare tutta la giornata in cucina...

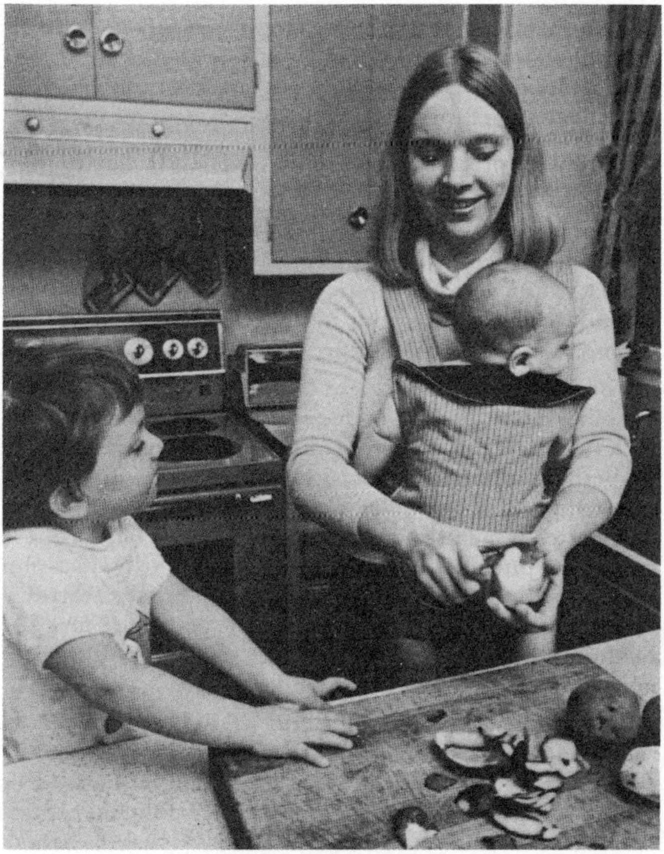

Cucinare non è solo un modo per combinare i cibi e per renderli più appetibili, ma anche per creare, attraverso il calore, le condizioni migliori per la loro digeribilità. A volte però la cottura distrugge o altera le potenzialità degli alimenti.
Ecco qualche regola fondamentale per cucinare bene.
Le verdure vanno cotte il meno possibile per non distruggere le vitamine che contengono. Soprattutto i vegetali in foglia andrebbero consumati crudi (lavandoli prima di tagliarli per non disperderne i succhi nell'acqua). Quando è necessario cuocere (ma quasi tutte le verdure si possono mangiare crude) lo si faccia a vapore. Le verdure cotte in acqua perdono infatti sapore, oltre che principi vitali. I cibi proteici (carni, uova) vanno cotti poco. Infatti diventano meno digeribili se la cottura è prolungata. Questo vale anche per i grassi, che a volte si alterano pericolosamente con il calore. Al contrario, cereali e amidi richiedono una lunga cottura per essere più digeribili.

Qui riportiamo alcuni suggerimenti che potranno essere utili per mettere in pratica quanto abbiamo detto precedentemente. Si è data la preferenza alle ricette riguardanti le zuppe per la loro proprietà remineralizzante ed ai piatti che prevedono l'utilizzo di semi oleoginosi e di erbe aromatiche, due ingredienti importanti, in genere trascurati.

Minestra d'orzo mondo

Mettere l'orzo mondo a bagno per otto ore. Cuocere nella stessa acqua fino a quando sarà tenero. Con una schiumarola scolare e tenere da parte qualche cucchiaiata di chicchi d'orzo. Frullare la minestra rimanente e aggiungere i chicchi lasciati interi. Battere in una tazza un tuorlo d'uovo con latte, noce moscata e parmigiano grattugiato. Unire alla minestra e cuocere a fuoco bassissimo per tre minuti, senza far bollire.

Minestrone d'orzo

Fare il minestrone come si è soliti e al posto del riso o della pasta mettervi l'orzo perlato o, meglio, l'orzo mondo, quello semplicemente privato dell'involucro esterno.

Acqua d'orzo

È una bevanda nutritiva e rinfrescante che si ottiene cuocendo per mezz'ora trenta grammi di orzo mondato in un litro d'acqua. Questo decotto, ricco di fosforo, calcio, ferro, magnesio, può essere consumato sia caldo con una noce di burro crudo e prezzemolo fresco (tipo zuppa) sia freddo con del succo di limone.
L'acqua d'orzo è consigliata anche in caso di presenza di albumina nelle urine.

Riso al latte

Far cuocere il riso in acqua con una stecca di vaniglia, l'uvetta e un pizzico di sale. A cottura semiultimata aggiungere il latte. Come regola generale si cuociano solo gli ingredienti che per forza di cose devono essere cotti. Quando il riso è pronto togliere dal fuoco, aggiungere un tuorlo d'uovo e montare l'albume a neve. Rimettere sul fuoco facendo ispessire il composto senza però farlo bollire. Può essere gustato anche freddo con l'aggiunta di un cucchiaino di miele.

Crema d'ortiche

A differenza di altri ortaggi le ortiche offrono il vantaggio di non venir coltivate con fertilizzanti chimici. Quest'erba, inoltre, è ricca di ferro e magnesio ed ha proprietà galattogene (stimola la produzione di latte). In primavera, oltre che trovarsi nei campi, è in vendita in alcuni negozi. Rosolare due cipolle nell'olio d'oliva. Aggiungere le ortiche e coprirle con acqua. Dopo mezz'ora dalla bollitura passare il tutto nel passaverdure. Addensare la minestra con la farina di grano stemperata in un po' d'acqua fredda e far bollire per dieci minuti. Condire con parmigiano e panna.

'Zuppa di vita'

Così Maurice Mességué ha chiamato questa sana e profumata zuppa, che non ha nulla da invidiare al brodo di carne.
In un litro d'acqua bollente si gettano una dozzina di spicchi d'aglio, un rametto di timo, un altro di rosmarino e un terzo di alloro.
Per dar consistenza a questo leggerissimo brodo si aggiungono durante la cottura, che dura dieci minuti, tre cucchiai da minestra di olio d'oliva extravergine.
Nel frattempo si mettono in un piatto fondo due fette di buon pane integrale raffermo e vi si versa sopra un mestolo di brodo bollente.
Nell'ultimo trimestre potete sostituire il rosmarino di questa ricetta originale con la salvia e arricchirla con un bel cucchiaio di lievito di birra.
Se il pane e l'olio d'oliva sono di ottima qualità, la zuppa risulta gradevole anche senza l'aggiunta di sale.
Utilizzate questa zuppa anche in caso di raffreddori e di influenza: l'aglio ha proprietà disinfettanti e battericide.

Passatelli (o grattini)

Mescolare due cucchiai di pan grattato, un cucchiaio di parmigiano, un cucchiaio di farina, due uova e un pizzico di noce moscata.
Versate questo impasto nel brodo bollente fatto con carote complete di gambo e foglie, porro, cipolla, timo, chiodi di garofano, sedano, utilizzando lo speciale apparecchio per passatelli in modo da ottenere grossi vermicelli ricci. Cuocere per tre minuti e condire con una spruzzatina di parmigiano.
È essenziale per questa zuppa la qualità degli ingredienti: fate quindi voi stesse il pan grattato utilizzando del buon pane raffermo e macinate la farina al momento.
Se non possedete un macina cereali, per così piccoli quantitativi potete utilizzare un macinino da caffè.

Ragù vegetale

È il risultato di più verdure stufate, cotte cioè nella loro acqua. Con un'appropriata tecnica di cottura diventano

MENÙ TIPO PER UNA SETTIMANA

	LUNEDÌ	MARTEDÌ	MERCOLEDÌ
Prima colazione	pane con uvetta tostato, con un filo di miele infuso di erbe preferite (timo, salvia o rosa canina) o tè bancha (macrobiotico) o caffè d'orzo	succo di carote crude fetta di torta di carote	una tazza di müesli con frutta secca oppure latte e cereali soffiati
Spuntino	tre datteri	una fetta di pane di segale con olive	tisana di rosa canina biscotti di grano saraceno
Pranzo	insalata mista composta da tre verdure: una a foglia o stelo (lattuga, cavolo, sedano); una a radice (carota, barbabietola rossa); una a frutto o fiore (pomodoro, carciofo); condita con salsa di yogurt e germogli ricotta con noci	un monopiatto: pizzoccheri alla salvia oppure polenta alla valdostana con funghi oppure spaghetti di soia con ragù vegetale	verdure in pinzimonio pane ai semi di lino arrosto o roast-beef con salsa di salvia
Cena	riso al latte mele al forno con crema di riso	passatelli in brodo bietole al latte formaggio non fermentato	minestrone d'orzo dessert alle mandorle
Prima di dormire	tisana di tiglio con miele	una mela	una tazza di latte

GIOVEDÌ	VENERDÌ	SABATO	DOMENICA
una tazza di prugne secche messe a bagno la sera prima con un cucchiaino di semi di lino pane tostato	frutta fresca di stagione, preferibilmente: mela, uva, albicocca, arancia, ribes, ciliegia, pera	crema dolce con farina di riso, latte, miele e qualche nocciola	pane di segale un uovo in camicia
una mela o mezzo cucchiaino di polline	un bicchiere di latte di mandorle	due fichi secchi con mandorle	cocktail di succhi di verdure crude: carota, barbabietola rossa, pomodoro condito con olio e limone
risotto al curry frittata con fiocchi d'avena, parmigiano e verdure a foglia verde torta di noci oppure yogurt	insalata di erbe selvatiche sogliola, orata o altro pesce bianco verdure cotte	crema d'avocado o avocado in insalata insalata di riso con olive, gruviera, uovo sodo, petti di pollo pane al miglio	sformato di miglio con verdure, olive e formaggio pere cotte
zuppa di carote, zucca e germe di grano due fette di pane integrale una fetta di torta di mele	zuppa all'aglio con crostini paté vegetale di lenticchie o purè di legumi una fetta di crostata di prugne	crema d'ortiche trancio di nasello al vapore patate cotte al forno con buccia	riso e piselli (freschi o secchi) con prezzemolo crêpes ai cinque cereali (di farine integrali miste) ripiene di formaggio e verdure
una tazza di latte	decotto di lattuga con miele	una tazza d'acqua d'orzo tiepida con limone e miele	una tazza di latte

un condimento molto saporito con cui accompagnare ogni tipo di pasta (oltre alle paste di grano integrale, si trovano in commercio quelle di grano saraceno, di soia e di miglio).
Oppure, provate a fare in casa voi stesse, con l'impiego delle apposite macchinette, la pasta integrale con farina biologica macinata di fresco, acqua e qualche uovo.

Ungere il fondo di una padella con pochissimo olio, aggiungere una cipolla e un porro tagliati a fette sottili. Scaldare a fuoco basso, coprire e rimescolare ogni tanto con un cucchiaio di legno. Successivamente aggiungere le altre verdure tagliate a pezzetti e il minimo quantitativo d'acqua, tanto per non farle attaccare.
Qualche esempio:
– cipolla o porro, spicchio d'aglio, sedano, carota, zucca gialla, foglie di salvia;
– cipolla o porro, olive snocciolate, un rametto di rosmarino e semi di finocchio polverizzati;
– cipolla o porro, spicchio d'aglio, zucchine e foglie di menta fresca.
Al momento di condire la pasta aggiungere olio d'oliva extravergine, prezzemolo o basilico tritato e una spolveratina di parmigiano.

Alternative al sugo di pomodoro (che, comunque, andrebbe al massimo usato solo in estate, partendo dai pomodori freschi e non da quelli pelati in scatola) sono il pesto e la salsa di noci, condimenti che hanno il grande vantaggio di non richiedere alcuna forma di cottura.

Pesto

Tritate assieme a uno spicchio d'aglio il basilico lavato e ben asciugato.
Frullare una manciata di pinoli e grattugiare del parmigiano. Mescolare il tutto in un recipiente di vetro, a chiusura ermetica, aggiungendovi olio d'oliva extravergine, in modo da formare una salsa morbida.

Salsa di noci

Tritare a lungo alcune noci sgusciate e pelate con uno spicchio d'aglio e un po' di mollica di pane imbevuta di latte. La pellicola scura si toglie tuffando per un attimo in acqua bollente le noci. Aggiungere qualche cucchiaio di panna fresca liquida, il parmigiano grattugiato e un po' d'acqua di cottura della pasta.

Pizzoccheri alla salvia

Si tratta di tagliatelle fatte con grano saraceno. Potete comprarli già fatti o farli voi stessi a partire dalla farina di grano saraceno.
Cuocere la pasta nel solito modo.
Quando buttatc la pasta nell'acqua bollente aggiungete delle verdure a foglia verde (borragine, bietole, erbette, verza, ortiche e una patata).

A parte, in un tegame piccolo, dorare in olio d'oliva extravergine due spicchi d'aglio e qualche foglia di salvia. Versare questo condimento sulla pasta e sulle verdure ben scolate. Con l'aggiunta di parmigiano o di un formaggio che fonde (tipo fontina o toma) è un piatto completo e sostanzioso.

Salsa alla salvia

Si combina bene con i piatti di carne (arrosti, anatra, pollame).
Far soffriggere due grosse cipolle tagliate sottili, aggiungere una fetta di pane bagnato nel latte e una manciata di salvia fresca tritata.
Allungare il tutto con il sugo dell'arrosto e con acqua calda.

Condimento di yogurt e germogli per l'insalata cruda e cotta

Mescolare bene una tazzina di yogurt naturale con un po' di cipolla tritata finemente, con germogli di qualsiasi tipo (ottimi quelli di soia che si vendono da alcuni ortolani) e con un pizzico di sale.

Dessert di mandorle

Pelare un etto di mandorle e pestarle nel mortaio bagnandole con un bicchiere d'acqua. Aggiungere miele e cannella.
Tostare poi alcune fette di pane, disporle in una pirofila e versarvi sopra la crema di mandorle passata al colino.
Passare in forno per dieci minuti.

Mele al forno con crema di riso

Preparare mezzo litro di crema di riso di densità media, aggiungere cannella e un cucchiaio di uvetta secca. In una pirofila unta disporre quattro mele senza torsolo e versare la crema tutt'intorno.
Mettere qualche nocciola al posto dei torsoli. Cuocere al forno.

Müesli

È uno degli insiemi cereali-latticini-frutta secca più riusciti. È un piatto facile da preparare che permette anche

a chi non ha familiarità con la cucina integrale di assaporare i cereali.
Possono essere usati tutti i cereali, ma il fiocco d'avena è il più indicato.
Mettere in una scodella due cucchiai di fiocchi d'avena e uno di fiocchi misti (a scelta, d'orzo, di grano, di segale).
Aggiungere il latte o lo yogurt e lasciar gonfiare i cereali per dieci minuti.
Aggiungere poi un cucchiaio di noci, mandorle o nocciole tritate, un po' di uva passa, qualche goccia di limone e una mela grattugiata grossolanamente. Mescolare bene, in modo da ottenere un composto omogeneo, più spesso di una minestra e meno di un purè.
Dolcificare eventualmente con miele.
Essendo un cibo ricco di fattori vitali, va mangiato immediatamente dopo la sua preparazione.

Per l'alto contenuto di vitamine (B_{12} compresa), di sali minerali, tra cui ferro, fosforo, calcio, e di proteine, è un piatto sano, completo, che sembra ideato per le gestanti: nel primo trimestre permette di non abbuffarsi di dolci e, successivamente, lo si potrà arricchire con germe di grano in fiocchi o modificare questa ricetta di base sostituendo ai fiocchi il grano germogliato.
Molto comode, nel caso consumiate i pranzi sul luogo di lavoro, le miscele già pronte per müesli che si trovano in commercio. Basterà semplicemente aggiungere del latte o un po' d'acqua.

Grano germinato

Lavare bene sotto acqua corrente una tazzina di chicchi di frumento biologico e metterli a bagno in un recipiente coperto.
Dopo ventiquatt'ore versare il tutto in un colino e risciacquare. Quindi allargare bene i chicchi in un piatto fondo o in un colino, in modo che 'respirino'. Coprirli con un tovagliolo inumidito.
Ripetere l'operazione di risciacquo due volte al giorno.
Dopo due giorni d'estate e quattro d'inverno i chicchi germoglieranno. Si possono mangiare al naturale, oppure si può preparare con questi una pappa di grano fresco.
Basta frullare con un po' d'acqua il grano germinato, così da ottenere una crema molto spessa.
Aggiungere noci e mele grattugiate.

Bibita alla salvia

Far bollire per venti minuti a fuoco molto basso un mazzetto di salvia, dieci chiodi di garofano e un pezzetto di scorza di limone (solo se riuscite a procurarvi limoni non trattati al difenile).
Filtrare il decotto e quando sarà raffreddato aggiungere il succo di un limone o di un cedro e del miele.
È la classica bibita della gestante a partire dal terzo trimestre.

Latte di mandorle

Mettere nel frullatore sette mandorle sbucciate, un bicchiere d'acqua, un cucchiaino di miele.
Le mandorle si sbucciano immergendole per un attimo in acqua bollente.
Un altro modo di preparazione (adatto anche per i bambini piccoli): sminuzzate con il frullatore o con il mortaio le mandorle sbucciate, lasciatele a bagno la notte con un po' d'acqua ed infine filtrate con un panno o una garza.

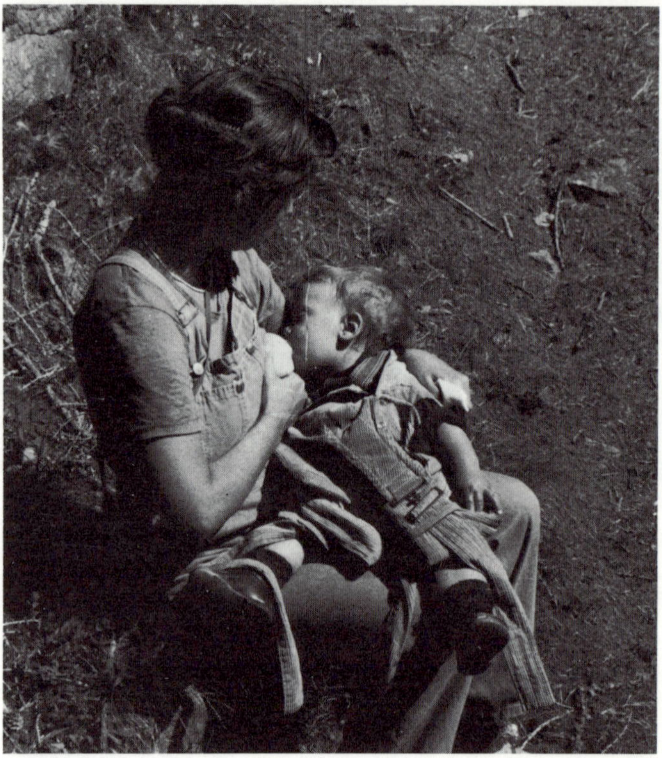

Per chi vuole riuscire ad allattare (e il latte materno è quanto di meglio ci sia per il neonato...) è fondamentale nutrirsi correttamente in gravidanza, ma per garantirsi una buona lattazione è anche molto importante seguire queste semplici regole. Anzitutto attaccare al seno il bambino il più presto possibile dopo il parto, al massimo nell'ora successiva, perché in questo periodo il suo riflesso di suzione è alla massima intensità e la prolattina (l'ormone che regola la montata lattea) si trova in elevata concentrazione nel sangue.
Il neonato potrà anche godere in queste prime ore dei benefici del colostro, ricco di vitamine e sali minerali, e la madre, grazie alle contrazioni provocate dalla suzione, si libererà più in fretta della placenta.
In seguito sarà bene attaccare spesso il bambino al seno possibilmente tutte le volte che lo desidera. Infatti il latte viene prodotto secondo un meccanismo di domanda e offerta e non (come si sarebbe indotti a pensare) lasciandolo accumulare nel seno 'per non sprecarlo'.
Le poppate frequenti prevengono anche l'insorgenza di infiammazioni e ragadi al seno, che sono di solito provocate rispettivamente dal ristagno del latte e dalla suzione da un seno troppo turgido.

L'alimentazione della puerpera

Subito dopo il parto l'organismo concentra tutte le sue forze sull'allattamento. Per istinto tutti i mammiferi, anche gli erbivori più stretti, dopo il parto mangiano la propria placenta. Non si tratta solo di un recupero di proteine di alta qualità che altrimenti andrebbero perdute: l'attività mammaria è possibile e viene agevolata solo se entrano in funzione gli ormoni e la placenta ne è una vera e propria miniera. Oltre a dare l'avvio alla lattazione, gli ormoni favoriscono le contrazioni dell'utero, ostacolano il ristagno di liquidi ed evitano quindi le infezioni.

Fino a cento anni fa la placentofagia (così si chiama l'usanza di mangiare la placenta) era molto diffusa. In Abruzzo, perché le nutrici avessero latte, si faceva bollire un pezzetto di placenta e il brodo così ottenuto veniva dato da bere a sua insaputa alla neomamma. Si aveva tanta fiducia nell'azione galattogena di questo *consommé*, che veniva somministrato anche ad altre nutrici dei dintorni.
In altre regioni come la Campania e la Toscana il pezzetto di placenta veniva fatto bollire insieme con carne comune e mangiato assieme alla minestra e al pancotto. In altre località questa consuetudine ha acquistato un diverso significato, così un manicaretto di placenta veniva offerto alla puerpera non solo per farle aumentare il latte, ma per evitarle nei parti futuri le doglie del secondamento. Fra i naturisti c'è chi giura sulle proprietà ricostituenti di questa zuppa e suggerisce il ritorno a questa usanza.

I cibi per la mamma che allatta

A parte queste curiosità, che tipo di dieta deve seguire chi ha partorito da poco e vuole allattare?
Gli ospedali ignorano completamente questo aspetto. Le puerpere si vedono portare, nella migliore delle ipotesi, spezzatini di carne con purè o minestre con fegatini di pollo (come del resto tutti gli altri degenti).
Le proteine dovrebbero invece essere fornite da carni bianche (pesce) e da formaggi freschi. L'alimentazione deve essere di facile digeribilità, di alto valore nutritivo e costituita da alimenti che non facciano passare nel latte

sostanze nocive e non lo rendano di sapore sgradevole. Il lattante in questo caso potrebbe infatti rifiutare il seno.
Per la digeribilità, una buona regola è quella di non mangiare nulla dopo le nove di sera. Il nostro fegato da quest'ora a mezzanotte riposa.
La madre che allatta ha bisogno di sostituire i liquidi che perde allattando. Ma non bisogna esagerare con il latte di mucca. Prima di tutto perché non è assolutamente vero che 'latte fa latte', e poi perché il latte di mucca bevuto dalla mamma può provocare coliche al neonato; una specie di allergia indiretta.
Alle mamme che allattano dovrebbe essere suggerito di evitare a tavola troppe proteine, specie quelle del latte e delle uova. Questo è il risultato di una ricerca condotta in Gran Bretagna, in cui il 50% dei bambini sofferenti di eczemi durante l'allattamento guarisce se la mamma elimina dalla dieta latte e uova, che causano anche ai neonati diversi disturbi (mal di pancia, diarrea, nervosismo). Perciò togliere questi due cibi è il tentativo che ogni donna dovrebbe fare quando il bebé si lamenta e mostra qualche disturbo, prima ancora di ricorrere al pediatra.

Le neomamme, come del resto i loro piccoli, sono soggette a gas intestinali. Aggiungete cumino ai formaggi, al pane e alle verdure. Oppure prendete a fine pasto una tisana costituita da semi di cumino, di anice e di finocchio in parti uguali.
Attraverso il latte, indirettamente, questa ha un effetto benefico anche sul lattante soggetto a piccole coliche intestinali e con difficoltà di 'ruttino'. Il classico aroma del finocchio avrebbe, secondo le credenze popolari, la virtù di profumare in modo ben accetto al poppante il latte delle nutrici.
Viceversa l'aglio, la cipolla, il cavolo, i crostacei, la cacciagione sono controindicati.

Che cosa portare in ospedale

Essendo dunque in genere carente di fattori nutritivi e vitali, l'alimentazione dell'ospedale dovrebbe essere integrata. Ecco alcuni suggerimenti circa complementi e farmaci da portare con sé.

– Lievito di birra in compresse o in scaglie da aggiungere alle minestre;
– frutta di stagione, meglio se biologica;

– una scatola di Weetabix e di müesli per combattere la stitichezza e per garantirsi la quotidiana porzione di cereali integrali;
– argilla per uso interno (bere acqua argillosa favorisce l'allattamento);
– *Ricinus* 4 CH in granuli. Questo medicamento omeopatico stimola la produzione di latte. L'olio di ricino, ben noto per arrestare la montata lattea a dosi elevate, è invece stimolante a dosi infinitesimali di tipo omeopatico;
– una tisana galattogena a base di galega. La galega è un'erba che ha la proprietà di stimolare la secrezione lattea e proprio per questa sua capacità viene usata anche in veterinaria. Berne un infuso ripartito prima dei tre pasti principali;
– i rimedi omeopatici da prendere all'inizio del travaglio e subito dopo il parto per evitare complicazioni (fatevi consigliare dal vostro medico omeopatico).

È inoltre vostro diritto venir informate sui rischi o pericoli che comporta l'uso di un farmaco, di un trattamento durante il travaglio, il parto e l'allattamento e scegliere, di conseguenza, terapie alternative prive di rischi nei riguardi del neonato e della montata lattea.

Curarsi diversamente

Può darsi che, pur essendo sane, si avverta qualche malessere in gravidanza. Si tratta in genere di disturbi di adattamento: il vostro corpo deve far posto a un altro essere umano. Questa convivenza spesso non è facile, specie per le donne che, per una ragione o per l'altra, non riescono ad adattarsi al loro nuovo stato ed ai ritmi più lenti che impone. Può capitare che questi disturbi siano più evidenti alla prima maternità, ma che scompaiano durante la seconda, o viceversa. Come si sa, per la futura madre tutti i farmaci per attenuare gli inconvenienti inerenti al suo stato possono essere pericolosi. Anche i farmaci permessi, quelli prescritti comunemente dai ginecologi, presentano sempre un'area d'incertezza: non esistono ricerche con esiti controllati che abbiano stabilito la sicurezza del farmaco in rapporto ai suoi effetti, diretti o indiretti, sullo sviluppo fisico, mentale o neurologico del feto esposto attraverso la madre al farmaco o al trattamento.
È questo il momento di riscoprire le terapie 'eubiotiche' o naturali le quali, nel rapporto organismo-malattia, si inseriscono per potenziare il primo, senza alterare il naturale decorso della seconda.

Rimedi naturali

Ecco una serie di rimedi tratti dalla medicina naturale che potranno esservi d'aiuto.

Nausee e vomiti mattutini

Se nel corso di questi si rigetta il liquido gastrico e non gli alimenti, non c'è pericolo di deperimento. Si può provare a neutralizzarli con fiocchi d'avena masticati crudi o con tre o quattro tazze di tisana per il fegato. Talvolta i vomiti sono così forti che gli alimenti vengono rigettati. In questo caso, specie se c'è assenza d'appetito e dimagramento, è meglio consultare il medico.

Bruciori di stomaco

Si rimedierà con qualche nocciola masticata molto lentamente e ben insalivata fino a ridurla in poltiglia liquida. Questo composto neutralizza l'acidità dello stomaco.

Salivazione eccessiva

Questa secrezione può, talvolta, toccare il litro al giorno. Si può ovviare efficacemente con bacche di ginepro accuratamente masticate.

Costipazione

È un disturbo comunissimo provocato da un fenomeno meccanico: in questo periodo l'utero ingrossato poggia sull'intestino. Non va sottovalutato; esso può infatti complicare il parto e generare emorroidi. La miglior prevenzione è l'alimentazione: la cellulosa delle verdure e della frutta e l'olio d'oliva extravergine facilitano il transito intestinale.
Si evitino medicinali lassativi, che agiscono spesso in modo violento, ma si scelga fra questi rimedi.
– Tenere a bagno tutta la notte in un po' d'acqua sei fichi secchi precedentemente lavati con acqua tiepida e mangiarli la mattina dopo a digiuno;
– mettere a bagno per dodici ore dieci prugne secche. Far cuocere per dieci minuti senza zucchero con scorza di limone. Si può mangiare a digiuno, aggiungendo un cucchiaio di semi di lino;
– una mela cruda (buccia compresa) la sera prima di andare a letto. La mela ha effetti diversi a seconda di come viene mangiata. Grattugiata cura le diarree infantili, ma se ingerita la sera, prima di coricarsi, ha un effetto calmante e lassativo;
– mettere a bagno per mezz'ora in acqua tiepida un cucchiaio di semi di psillio e inghiottirli con un po' d'acqua la sera prima di andare a dormire.

Infezione urinaria

È estremamente frequente in gravidanza. Se per costituzione già siete predisposte, fatevi preparare da un buon erborista una tisana di erica, corbezzolo e mirtillo. A titolo preventivo prendetene due tazze al giorno.

Infezioni vaginali

Data la situazione ormonale e le modificazioni del grado di acidità vaginale è più facile prendere una vaginite micotica da *Monilia o Candida albicans* quando si è incinte. La vagina costituisce il primo contatto con l'esterno del vostro bambino ed è bene che sia mantenuta sana. Se infatti la mamma soffre di *Candida*, può trasmetterla al bambino (mughetto).
Anche se l'aumento di perdite bianche è, entro certi limiti, un fatto normale, è opportuno tenere sotto controllo la situazione. Fra i rimedi naturali, il comune yogurt è l'ideale. Basta mettersene un po' in vagina per far ritornare in equilibrio la flora batterica e guarire.
Un altro sistema, la cui efficacia è stata scientificamente comprovata dal professor Paul Belaiche, utilizza la

cannella di Ceylon: due gocce di olio essenziale di cannella prese per bocca su una zolletta di zucchero; aggiungere risciacqui vaginali con acqua in cui si sia diluita qualche goccia di tintura di cannella. È importante anche fare attenzione che l'intestino funzioni regolarmente. Nella piccola pelvi infatti vi è una tale contiguità d'organi (appendice, ovaia, tube, vescica, retto, utero) che il ristagno di feci li può infettare e infiammare.

Due parole sull'igiene intima: evitare i deodoranti, i fazzolettini, le saponette speciali, gli spray. Insomma, tutti i prodotti genericamente definiti 'per l'igiene intima': le vaginiti chimiche sono proprio causate da un eccesso di pulizia con prodotti chimici che alterano il normale equilibrio della mucosa vaginale, che finisce con l'infiammarsi.
Come regola generale, quindi, si possono fare uno o due lavaggi esterni quotidiani con acqua fredda e normale sapone neutro. Naturalmente se ne possono fare quanti se ne desidera con la sola acqua.

Minaccia d'aborto

Per prevenire le minacce d'aborto evitate di sovraffaticarvi e di andare in macchina soprattutto nei giorni in cui si sarebbero verificate le mestruazioni.

Insonnia

Se vi sentite agitate e non riuscite a prender sonno, non esitate a farvi gli impacchi di Vincenz Priessnitz, un geniale contadino tedesco vissuto nel secolo scorso. Sono formidabili.
Dopo aver fatto una doccia veloce molto calda asciugatevi e avvolgetevi in un lenzuolo gelido ben strizzato. Andate poi subito sotto le coperte: il freddo umido a contatto del vostro corpo ben riscaldato si trasformerà in umidità calda che distende i nervi e facilita il sonno.

Difficoltà di respiro

È spesso accompagnata da palpitazioni che non necessitano di alcuna cura particolare. Bisogna sforzarsi di respirare con calma, profondamente e, soprattutto, di ben espirare.

Anemia

Se avete tendenza all'anemia potete prepararvi la famosa mela del farmacologo Cotugno, nella quale venivano infitti dei chiodi che, attaccati dal succo della mela, formavano tannato di ferro. Estratti i chiodi (che evidentemente dovevano essere di ferro, e non d'acciaio) venivano date da mangiare alle persone sofferenti di anemia.

Dolori lombari

Anche la donna naturista, sana, in gravidanza si stanca più facilmente. Qualche dolore lombare o renale può apparire nei primi mesi. Fate delle frizioni con olio canforato.

Influenza, mal di gola

Invece degli antibiotici provate la tintura di propoli. Dieci gocce al giorno a stomaco pieno.

Posizione intrauterina traversa (podalica)

In generale, in questo caso si ricorre al parto cesareo, perché l'uscita dall'utero con i piedi in avanti arrecherebbe danni gravissimi, spesso fatali, al nascituro e alla madre.
Sono sufficienti due aghi, infissi sull'ultimo dito del piede nei punti 67 del canale Vescica (Zhiyin), per avere il capovolgimento intrauterino del feto, che assumerà la presentazione cefalica.
Questo tipo di intervento deve essere fatto quando le acque non si sono ancora rotte, per consentire agevolmente il movimento di rotazione, dopo aver accertato che non ci sia avvolgimento del cordone ombelicale attorno al collo del nascituro. È opportuno fare l'agopuntura poco prima della data prevista per la nascita, in modo da correggere la posizione, col massimo di spazio intrauterino a disposizione, senza lasciar passare troppo tempo per il parto, dopo che sia stata assunta la posizione corretta. Un intervento facile, possibile in ogni sala parto, la cui tecnica di infissione e manipolazione degli aghi può essere appresa rapidamente da qualsiasi ostetrico, senza aver bisogno di una conoscenza approfondita di tutta l'agopuntura. Nel caso di donne multipare, o di donne con pareti addominali molto rilassate, è opportuno iniziare qualche tempo prima del parto, naturalmente con acque integre, applicando lo stimolo una volta al giorno, in questo caso usando, al posto degli aghi, lo stimolo mediante moxa, sempre sui punti Vescica 67.

... per la prossima gravidanza

Un'immagine pubblicitaria dell'AMA (l'Associazione medica americana) comparsa alcuni anni fa su numerosi giornali mostrava una donna incinta e la scritta: «Il momento di cominciare a nutrire bene vostro figlio è diversi anni prima che nasca».
Indubbiamente l'alimentazione ha un ruolo importante nel preparare un corpo sano, ma non si può ignorare l'esistenza di pericolose situazioni.
La scienza ha fatto notevoli progressi nella valutazione del rischio di comparsa di gravi malattie ereditarie. Quali malattie si possono prevenire? Più che prevenire si può prevedere. La prevenzione consisterà poi nell'astenersi dal procreare se il rischio risultasse troppo alto.
La prevenzione è basata sulle possibilità tecniche di individuare i portatori sani.
Per alcune malattie, come l'anemia mediterranea (caratterizzata da globuli rossi piccoli e con un corredo di emoglobina alterato), con un esame di laboratorio abbastanza semplice è possibile individuare il portatore sano. Il figlio concepito da due portatori sani di questa malattia ha il venticinque per cento di probabilità di essere colpito in forma grave.
La thalassemia o anemia mediterranea è una malattia frequente specie nei paesi che si affacciano sul Mediterraneo, e in Italia particolarmente in Sardegna, Sicilia, Basilicata, Calabria, Puglie e nella zona del delta del Po (Rovigo, Ferrara).
Entrambi i partner, in previsione di un figlio, dovrebbero verificare, specie se sono originari di queste regioni, se sono portatori.

Altre gravi malattie ereditarie che attualmente si possono prevedere sono quelle legate al sesso, come la distrofia muscolare, il favismo, l'emofilia: malattie che vengono trasmesse ai figli maschi dalle madri portatrici.
Chi deve rivolgersi a un centro specializzato per la consulenza eugenica? (L'eugenetica è la scienza che si propone il miglioramento della specie umana.)
Alcune situazioni indicative possono essere le seguenti:
– la presenza di qualche malformazione o malattia ereditaria in famiglia;

– il verificarsi di ripetuti aborti spontanei, specie nei primi mesi di gravidanza;
– il matrimonio consanguineo;
– la stessa provenienza geografica di uno o di entrambi i coniugi nel caso dell'anemia mediterranea.

Gli esami preconcezionali

I pregiudizi che attribuiscono un senso di colpa a certe malattie e la mancanza di educazione sanitaria in genere fanno sì che di difesa del concepimento si parli poco e si faccia ancor meno: il novanta per cento delle persone che si rivolgono all'Istituto di genetica dell'Università di Milano, tanto per fare un esempio, è costituito da gente che è già stata scottata, gente che non sapeva.

Ogni donna si accerti, quindi, se in passato ha avuto la rosolia: se non ricava notizie sufficienti in famiglia o dai suoi ricordi (la rosolia è una malattia esantematica a decorso benigno che a volte sfugge persino alla diagnosi) esiste un esame semplicissimo (si tratta di un prelievo di sangue), che permette appunto di riconoscere se si è sufficientemente dotate di immunità contro questa malattia. In alcuni stati degli USA è richiesto per legge come esame prematrimoniale.
Il rubeo-test, così si chiama questo esame, è utilissimo prima del concepimento e del tutto inutile dopo: anche se il test rivelasse un'insufficiente protezione contro la rosolia, la vaccinazione antirosolia, come del resto tutte le vaccinazioni, è assolutamente proibita in gravidanza, in quanto il vaccino infetta la placenta provocando deformazioni nel feto simili a quelle causate dal virus della rosolia. Va sottolineato che, comunque, dopo la vaccinazione antirosolia è necessario astenersi dal procreare per almeno tre mesi.
Poiché la principale causa di contagio per le giovani madri è costituita dai loro stessi figli, in alcuni ospedali viene proposta alle donne che non ne sono già immuni la vaccinazione subito dopo il primo parto.
La prevenzione in questo caso è verso la seconda gravidanza.

Anche la Wasserman per la prova sierologica della sifilide, la ricerca del fattore Rh sia nell'uomo sia nella donna, il test per la toxoplasmosi sono tutti esami semplici

Il codice preconcezionale per entrambi i genitori

A iniziare da tre mesi prima del concepimento:

1 Non fumo
Un'indagine condotta su 5200 nati da padri fumatori dimostra un'alta mortalità prenatale e malformazioni di vario tipo. Un'altra statistica dimostra che i figli di fumatrici pesano 400 g meno della media e sono alti 1 cm meno. Se anche il padre fuma più di 10 sigarette, le malformazioni passano dallo 0,8% al 2,1%.

2 Non alcol
30 ml di alcol al giorno (pari a 2 whisky o a 2 cocktail o a mezzo litro di birra o a 250 cc di vino) durante la gravidanza determinano alterazioni al viso del feto, microcefalia, epicanto, emangioma e malformazioni si hanno anche se il solo padre è bevitore.

3 Non stress
In topi maschi stressati per tre mesi e poi accoppiati con femmine non stressate sono state osservate alterazioni ultrastrutturali degli spermatozoi, doppia mortalità nei feti, malformazioni ossee, alterazioni cutanee, alopecia, comportamento elusivo, decidofobia, eccetera.

4 Non malattie virali
Sono note le malformazioni da rosolia in gravidanza, ma forse meno note sono le alterazioni dello sperma in casi di varicella e polmonite e le alterazioni cromosomiche del sangue nel corso di altre malattie virali (morbillo, scarlattina).

5 Non raggi
Basti ricordare la maggior frequenza di leucemie o malformazioni nei figli di genitori che hanno assorbito radiazioni.

Inoltre:

6 Giusta età
Basti richiamarsi alle 11 malformazioni che il padre quarantenne può determinare nei propri figli in una misura che è 40 volte superiore a quella di un padre trentenne.

7 Giusto peso
È nota la maggior frequenza di diabete e ipertensione e anche di tumori nelle persone obese, indicativa della maggior presenza in esse di una situazione favorente la cancerogenesi.

8 Giusto giorno
L'invecchiamento dell'ovulo favorisce malformazioni e non è improbabile che anche lo spermatozoo, che può vivere 7 giorni nelle vie genitali, determini altrettanto. Perciò il rapporto fecondante dovrebbe avvenire tra il 12° e il 15° giorno del ciclo.

9 Giusto apporto vitaminico
È dimostrato che esso riduce la frequenza di malformazioni del sistema nervoso (e potrebbe forse, speculativamente, ridurre il danno cerebrale in casi di mongolismo).

10 Vie genitali asettiche
È da tener presente che la nitrosamina che si forma in casi di infezioni è mutagena e può indurre alterazioni nello spermatozoo.

11 Non sostanze mutagene nei liquidi biologici
La ricerca di tali sostanze può essere fatta sulle urine con il test di Ames.

da *Il Medico Risponde*, EDIPEM 1982

Creare bambini più sani, più intelligenti e più felici si può. E si dovrebbe. Non serve ricorrere all'inseminazione artificiale, sia pur di qualità, come sta avvenendo negli Stati Uniti, dove migliaia di donne si sono messe in lista d'attesa per poter avere un figlio 'molto dotato' attraverso la fecondazione artificiale di materiale genetico pregiato, sperma di scienziati premi Nobel, di sportivi, di musicisti. Basta recuperare il buon senso antico, avvicinarsi alle leggi dell'igiene naturale e usare una serie di precauzioni. Il Codice preconcezionale che riportiamo è stato elaborato dal professor Carlo Sirtori della Fondazione Carlo Erba di Milano, insigne studioso ed esperto dell'OMS (Organizzazione mondiale della sanità). Questo documento che nasce da una lunga esperienza scientifica, è del tutto in sintonia con quanto da tempo si afferma negli ambienti naturisti.

(basta un prelievo) e innocui che, se fatti prima del concepimento, eviterebbero tanti guai. Tutti questi esami preconcezionali possono essere eseguiti nei centri di genetica che si trovano presso gli ospedali di molte grandi città e presso l'ufficio d'igiene del comune.

Igiene del concepimento

La pillola

È consigliabile un intervallo di almeno tre mesi tra la sospensione dei contraccettivi orali e l'inizio di una gravidanza. E questo non perché, come comunemente si crede, la pillola favorisca parti gemellari: l'incidenza maggiore di parti plurimi che si registra oggigiorno non è da imputare alla pillola, ma all'abuso di farmaci induttori dell'ovulazione, per la cura della sterilità femminile. Semplicemente perché l'organismo è stato sottoposto a lungo a trattamenti innaturali che hanno disturbato i processi ritmici dell'organismo e indebolito le forze riproduttive. È buona regola, quindi, lasciar passare un po' di tempo perché il livello ormonale ritorni gradualmente alla normalità.

La posizione della medicina ufficiale nega che la pillola possa danneggiare il prodotto del concepimento. Unica eccezione il recente studio dell'équipe del dottor Rothman di Boston: la ricerca su più di settemila bambini ha messo in evidenza un'elevata incidenza, superiore alla norma, di anomalie fra i neonati le cui madri avevano fatto uso di pillola.

La frequenza sarebbe stata in netta correlazione con il tempo trascorso tra il periodo di sospensione della pillola e quello del concepimento. Il maggior numero di malformazioni (4,3%), infatti, è stato riscontrato nei bambini le cui madri avevano smesso la pillola da uno a tre mesi prima della gravidanza, per diminuire a mano a mano che ci si allontana nel tempo, fino ad avere dopo tre anni dall'ultima assunzione di antifecondativi un indice di probabilità uguale a quello riscontrato nelle donne che non ne avevano mai fatto uso (3,8%).

Gli spermicidi

Si sospetta anche degli spermicidi. «Le donne che restano incinte mentre fanno uso di spermicidi, o che lo rimangono nelle settimane successive a quando hanno smesso di adoperarli, hanno più probabilità di avere un figlio con serie anomalie fisiche.» Così, recentemente, si è espresso il 'Journal of the American Medical Association'. La spiegazione è semplice: se lo sperma non completamente neutralizzato, ma solo danneggiato dalle sostanze chimiche dello spermicida, riesce a fecondare così 'difettato' l'ovulo, si possono determinare malformazioni dello scheletro, dell'apparato digerente e di quello circolatorio. Secondo Hershel Jick, il ricercatore americano che ha messo in luce il legame fra spermicidi e malformazioni, sarebbe meglio sospenderne l'uso per almeno due settimane prima della decisione di avere un figlio.

L'età conta

Nelle società ad alto inquinamento, come la nostra, affrontare una gravidanza dai quarant'anni in su è rischioso. Non tanto per motivi di ordine medico e ostetrico, quanto per ragioni genetiche.

Le malattie cromosomiche, quelle che comportano un'alterazione dei cromosomi, di cui l'esempio più tipico è il mongolismo, sono influenzate in maniera catastrofica dall'età della donna. L'idiozia mongoloide si verifica in un caso su quattordici se la donna ha quarantacinque anni, contro un caso su tremila se la stessa è più giovane.

Alcuni studiosi sostengono che le alterazioni legate all'età della madre non dipendono tanto dall'età in se stessa, quanto dalla durata dell'esposizione a fattori nocivi.

Insomma, in un mondo meno inquinato l'età dell'uovo femminile non costituirebbe un rischio in più, mentre lo è attualmente, in un ambiente in cui i fattori nocivi vanno continuamente accumulandosi nell'organismo femminile.

Secondo queste ipotesi, in un ambiente nel quale l'intervento umano non avesse aumentato la nocività dell'ambiente, la donna potrebbe avere maggior libertà nel programmare la propria vita e la procreazione. Comunque occorre ancora condurre studi statistici accurati per scoprire le correlazioni tra la patologia del neonato e l'età dei genitori.

Oltre la genetica classica

Se da un lato l'umanità ha da sempre messo in pratica misure igieniche per favorire la nascita di figli sani, dall'altro l'eugenetica, come scienza, è ancora agli inizi e

ben lontana dall'occupare il posto che meriterebbe. La medicina classica non si pone il problema della 'qualità' del futuro bambino.
Con gli esami prenatali si può sapere in anticipo se il parto sarà gemellare o podalico o se il feto presenta gravi malformazioni, ma la medicina comune non prevede nulla per migliorare lo stato fisico del neonato e dargli il massimo di possibilità fin dall'inizio della vita.
Basterebbe invece conoscere la costituzione dei genitori e il loro temperamento, individuare i loro punti deboli per prevedere le tendenze morbose che probabilmente colpiranno il neonato. Ed è proprio all'inizio della gravidanza, all'esordio della vita intrauterina, che ci sono più possibilità di sbarrare la strada a queste tendenze ereditarie.

Omeopatia prenatale

Ecco, a grandi linee, in che cosa consiste il trattamento omeopatico prenatale, che si prefigge di 'purgare' i genitori da quelli che il fondatore dell'omeopatia, Samuel Hahnemann, aveva individuato essere i tre stati patologici profondi che caratterizzano tutti gli esseri umani, cioè psora, sifilide e sicosi.
Questo trattamento è molto semplice da attuare. Necessita infatti di quattro o cinque consultazioni, di cui la prima il più presto possibile (preferibilmente prima del concepimento) e l'ultima otto settimane prima della data presunta del parto. Lo si può richiedere a qualsiasi omeopata, indipendentemente dal fatto che sia o no specializzato in ginecologia. (D'altra parte, non si cerchi il ginecologo omeopata. Questa figura non è prevista dalla medicina omeopatica che a ragione prende in considerazione il paziente nella sua interezza.)

Attraverso il trattamento omeopatico (che consiste nella somministrazione durante la gravidanza di preparati particolari, del tutto privi di effetti tossici) l'individuo viene anche liberato dalle sostanze tossiche accumulate per effetto dell'ambiente e di abitudini che fanno parte della sua storia personale.
Non si deve dimenticare di precisare all'omeopata le cure farmacologiche subite in precedenza, perché egli possa trarne le debite conseguenze nel prescrivere il rimedio adatto. L'irradiazione ripetuta per radiografie è, per esempio, un elemento assai importante, come pure un uso frequente di antibiotici. La farmacopea attuale

abusa di questi mezzi diagnostici e terapeutici, con conseguenze ancora sconosciute ma probabilmente nocive per l'organismo materno come per quello del feto.
Lo stesso discorso vale per le intossicazioni di tipo professionale. Si è constatato che i tumori cerebrali infantili colpiscono più frequentemente i bambini nati da genitori che lavorano o hanno lavorato nell'industria chimica o che nel loro lavoro devono manipolare sostanze solventi.
L'omeopatia in questi casi somministra in dosi infinitesimali opportunamente trattate quelle stesse sostanze che in dosi elevate sono dannose; in tal modo il rimedio omeopatico ne diviene un antidoto.
Per lo stesso motivo l'inquinamento atmosferico richiederebbe rimedi particolari soprattutto per quel che riguarda gli idrocarburi e i vapori nitrosi e sulfurei che si trovano nelle città. Utilissimi gli antidoti omeopatici alle gravi intossicazioni da tabacco, da alcol, da caffè.

La prevenzione con le tecniche di disintossicazione naturale

Un certo grado di intossicazione dipendente non solo dal fumo, dall'alcol e dai tossici nella comune accezione della parola, ma anche e soprattutto dal cibo, è più o meno presente in tutti noi. In vista di una gravidanza questo stato di intossicazione va verificato in quanto è opportuno purificare l'organismo da tutti gli agenti tossici per poi adottare un regime alimentare corretto e il più naturale possibile.
È opinione diffusa che il cibo assorbito venga tutto impiegato dall'organismo di giorno in giorno e che, di conseguenza, occorra fornirgli la maggior quantità di materiale possibile per assicurargli il massimo del benessere.

In realtà, come per un'impresa commerciale il buon funzionamento dipende dall'armonia fra acquisti e vendite, così la salute del corpo è legata all'equilibrio fra alimenti e consumi. Questo equilibrio viene continuamente messo a repentaglio dall'assunzione di sostanze prodotte sinteticamente (in questi ultimi anni sono comparse sulla nostra tavola migliaia di nuove combinazioni chimiche), di alimenti raffinati e manipolati dall'attuale tecnologia alimentare e dall'abitudine, presa fin dalla tenera età, dato il comune pregiudizio 'più si mangia, più ci si fortifica', di pasti ricchi, frequenti e abbondanti. Risultato: l'organismo si trova ben presto indebolito dalla presenza di molti ri-

fiuti non assimilati che neppure gli organi preposti a ripulire sono più sufficienti a neutralizzare.
Occorre quindi far riposare gli organi della digestione e dell'assimilazione provocando una forma naturale di eliminazione di questi rifiuti.

Il digiuno

Il mezzo più semplice e radicale per eliminare le sostanze tossiche accumulate è il digiuno. Non appena l'organismo è lasciato a se stesso, senza l'influenza del cibo e delle medicine, comincia subito una specie di autoripulimento.
Gli animali allo stato libero praticano il digiuno per istinto in vista dell'accoppiamento: il salmone proveniente dall'oceano, quando risale il corso dei fiumi, arriva a destinazione con lo stomaco vuoto da diversi mesi; il lungo digiuno non lo indebolisce, anzi lo pone nelle condizioni fisiche ideali per riprodursi.
Anche la foca dell'Alaska, pur avendo la possibilità di nutrirsi, digiuna durante i tre mesi del periodo di accoppiamento.
Il digiuno non va praticato sconsideratamente, ma occorre seguire le fasi indicate dai medici igienisti. La prima fase consiste nella preparazione al digiuno vero e proprio, diminuendo progressivamente la quantità di cibo ed eliminando tutte le proteine e gli amidi.
L'astensione parziale o totale dal cibo deve avvenire in condizioni di serenità mentale e di riposo a letto: lo sforzo di disintossicazione che compie l'organismo provoca vere e proprie 'crisi da disintossicazione' e chi digiuna avverte come un peggioramento delle condizioni di salute (capogiri, emicranie, vertigini, malesseri vari), più o meno come chi tenta il divezzamento da una droga.
I digiuni di lunga durata (oltre tre giorni) devono essere intrapresi sotto sorveglianza e con i consigli di un medico igienista. Attualmente anche in Italia, in seguito alla diffusione delle terapie naturali, sono sorte case di cura che praticano la digiunoterapia, secondo le indicazioni del medico igienista americano H.M. Shelton.
Infine il ritorno a un'alimentazione normale deve essere graduale. Quest'ultima fase, detta 'di ripresa', deve durare quanto il periodo di digiuno e iniziare con gli alimenti più leggeri e vivificanti: la frutta e la verdura cruda.
Il digiuno, utilissimo in previsione di un figlio, è controindicato durante la gravidanza e l'allattamento.

La dieta della frutta

Dopo il digiuno, la dieta della frutta (ma solo frutta) è il mezzo più potente per depurare l'organismo. I naturisti consigliano a tutti un periodo di almeno sette giorni di dieta di frutta una volta l'anno.

Perché questa dieta possa svolgere un'azione realmente disintossicante è necessario osservare alcuni accorgimenti:

– consumare frutta possibilmente non trattata con antiparassitari. Anche se un antiparassitario può essere immesso sul mercato solo se il livello dei residui che esso lascia nella frutta e nelle altre derrate alimentari trattate è inferiore ai livelli di sicurezza determinati per via tossicologica, la somma di tutte le dosi minime consentite può portare a una vera e propria intossicazione;

– non fare macedonie, nel senso di non mescolare la frutta molto dolce come l'uva, i fichi, le banane con quella molto acida come gli agrumi o con tasso zuccherino intermedio come ciliege, pesche, pere, mele. La cosa migliore sarebbe consumare separatamente frutti di gusto, provenienza e natura diversi associando eventualmente frutti simili.

Un giorno 'di magro'

Il terzo sistema per disintossicarsi ed abituare il palato al sistema alimentare ottimale in stato di gravidanza è quello di sospendere per un solo giorno alla settimana la dieta normale, abolendo tutti i cibi in scatola, sterilizzati, precotti e i prodotti animali (carni, uova, formaggi, latte); le proteine animali verranno sostituite da quelle vegetali, abbinando cereali integrali o semiintegrali (frumento, grano, orzo, avena, mais, miglio) con legumi (piselli, fagioli, lenticchie) a verdure cotte e crude.

Per condire i cibi si userà olio d'oliva extravergine da consumare preferibilmente crudo, in sostituzione di burro, margarine, dadi.

Si osserva il regime alimentare disintossicante per un solo giorno la settimana (in fondo non c'è nulla di nuovo, è l'antico precetto cristiano di mangiare di magro il venerdì) fino a quando non rappresenta più un sacrificio.

Negli altri giorni della settimana si riprendono le solite abitudini alimentari, evitando di associare in uno stesso pasto cereali, carne, uova, formaggi, frutta, vino.

Tali mescolanze intensificano le autointossicazioni, perché ogni cibo ha processi digestivi differenti.

Successivamente si aggiunge una seconda giornata 'salutista', in cui ai vegetali si affiancano i sottoprodotti animali (uova, formaggi o latte).
Quando questa tappa sarà superata ci si potrà regolare alternando a due giorni di dieta libera due giornate salutiste cerealicole pure e tre giornate vegetariane (cereali, vegetali, uova o formaggi).

	DIETA PER AVERE UN FIGLIO MASCHIO	
	Cibi permessi	**Cibi proibiti**
sale	salare al massimo	
bevande	tè; caffè; coca-cola e simili; acque minerali ricche di sodio; succhi di frutta;	latte e tutte le bevande che lo contengono; acqua ricca di calcio;
carni	a volontà;	nessuno;
pesce	tutti meno i proibiti;	granchi; orselle;
uova	nessuno;	salse; pasticceria; creme a base di uova; dessert e dolci al latte;
formaggi e latticini	nessuno;	tutti;
verdure fresche e secche	patate; funghi; carciofi; prezzemolo; fagioli bianchi e secchi; lenticchie; piselli secchi; soia;	insalate verdi; fagiolini verdi; spinaci;
pane e cereali	ogni specie di pane; biscotti; riso; paste;	ogni tipo di pasticceria con latte;
frutta fresca	permessa a volontà; succo di frutta, banane; datteri; albicocche; arance;	nessuno;
frutta secca	castagne; prugne; albicocche secche; fichi secchi; datteri; cioccolato nero.	nocciole; noci; mandorle secche salate; cacao, cioccolato al latte; arachidi salate.

Questa dieta deve essere seguita dalla donna per almeno due mesi prima del concepimento. È stata messa a punto da Joseph Stolkowski, fisiologo dell'Università di Parigi VI, ed è stata sperimentata alla Maternità di Port Royal e alla Maternità Sacré Coeur di Montréal, Canada; ha conseguito i risultati voluti nell'80% dei casi. Altre diete consimili sono attualmente in corso di sperimentazione da parte di diversi ricercatori, in varie parti del mondo. Queste diete si basano essenzialmente sull'abbondanza di sodio e potassio nel caso si voglia un maschio e di cloro e magnesio se si vuole una femmina. Il presupposto scientifico è che la dieta possa provocare modificazioni metaboliche tali da agire sulla membrana dell'ovulo rendendola più permeabile agli spermatozoi portatori di certi cromosomi piuttosto che di altri. Dal punto di vista psicologico e sociale è molto discutibile la scelta di voler determinare il sesso del nascituro (è meglio lasciar fare alla natura!); questa scelta potrebbe invece essere opportuna, dal punto di vista medico, quando sia necessario evitare malattie ereditarie

	DIETA PER AVERE UNA FIGLIA FEMMINA	
	Cibi permessi	**Cibi proibiti**
sale		non salare affatto
bevande	latte e tutte le bevande al latte; acque ricche di calcio; succhi di mele o uva;	tè; caffè; birra; cioccolato;
carni	bue; vitello; pollo; agnello; fegato; tacchino;	prosciutto; ventresca; prodotti di salumeria; carni affumicate, seccate e in conserva; salmone;
pesce	pesce di mare e molluschi;	pesce surgelato, affumicato, salato; crostacei crudi;
uova	permesse;	nessuno;
formaggi e latticini	soltanto formaggi senza sale; yogurt; petit suisse; formaggi bianchi;	tutti i formaggi salati;
verdure fresche e secche	verdure fresche o in scatola senza sale; fagiolini verdi; asparagi; carote; cavoli; cipolle; pomodori; cocomeri; lattuga;	carciofi; sedano; pomodori; crescione; fagioli bianchi secchi; lenticchie; champignons; spinaci;
pane e cereali	pane e biscotti senza sale; pasticceria fatta in casa senza sale; riso; pasta;	pane; biscotti salati; prodotti di pasticceria del commercio;
frutta fresca	frutta sciroppata (ma gettare il succo);	banane; pesche; albicocche; ciliegie; avocado; arance;
frutta secca	mandorle; noci; nocciole; cacao; arachidi non salate.	castagne; datteri; prugne; fichi secchi; cioccolato nero e al latte; albicocche secche.

legate al sesso, come nel caso dell'emofilia che colpisce, quando la mamma ne è portatrice, un bambino maschio su due. La dieta va seguita sempre sotto controllo medico, in quanto quella per avere un maschio (ipersodica) può provocare ipertensione, mentre la dieta per avere una femmina (iposodica) può condurre a insufficienza renale o ipercalcemia.

Appendice bibliografica e documentaria

a cura di Serena Betti

Le pubblicazioni in lingua italiana sul tema della gravidanza condotta naturalmente e, in particolare, sul ruolo di una sana alimentazione durante i nove mesi sono piuttosto scarse. In genere all'alimentazione della gestante viene riservato qualche paragrafo nei testi di dietetica classica che trattano le esigenze alimentari nelle varie fasi della vita. Nelle tesi di ostetricia, poi, il fattore alimentazione viene preso in considerazione solo in rapporto al controllo del peso. Così definite, le necessità nutrizionali della donna che aspetta un bambino risentono di tutti i limiti e di tutti gli errori della nostra comune alimentazione.

D'altra parte, nei libri di alimentazione salutista e di medicina naturale prevale l'idea di considerare la gravidanza, a ragione, una condizione per certi versi naturale e quindi a non soffermarvisi più di tanto. Ne citiamo alcuni, soprattutto per le indicazioni pratiche

A. Gevaert, E. Van der Seelen *Vivere sani con cibi sani,* Sperling e Kupfer, Milano
contiene oltre quattrocento ricette sperimentate di cucina naturistica e macrobiotica.

R. Kunz-Bircher *Il libro della salute Bircher-Benner,* Sperling e Kupfer, Milano
ricette e cure naturali ideate dal grande medico svizzero Max Bircher-Benner e riportate dalla figlia Ruth.

N. Valerio *La nuova alimentazione naturale,* Mondadori, Milano
una guida completa all'alimentazione naturale con duecento ricette.

C. Aubert *Un altro piatto,* Mondadori, Milano
uno dei più famosi rappresentanti dell'agricoltura biologica denuncia e documenta i danni alla salute provocati dall'alimentazione di tipo industriale e propone un'alimentazione più sana basata su cereali, legumi e verdure.

C. Aubert *Il grande manuale della cucina naturale,* red edizioni, Como
risponde a tutti i perché dell'alimentazione di oggi e presenta oltre 400 ricette tra le più gustose e sane di tutto il mondo.

C. Aubert *Dimmi come cucini, ti dirò come stai,* red edizioni, Como
prende in considerazione i diversi modi di cottura e insegna come cucinare senza distruggere le vitamine dei cibi, senza produrre sostanze cancerogene.

M. Kaplan, A. Bondil *Alimentazione in gravidanza e nella prima infanzia secondo il metodo Kousmine,* Tecniche Nuove, Milano
la dottoressa Kousmine ha elaborato un programma per la prevenzione e la terapia delle malattie degenerative che caratterizzano il nostro secolo. Questo libro fornisce informazioni sugli alimenti da evitare e quelli da privilegiare durante la gravidanza e lo svezzamento.

P. Pigozzi *Il cibo in gravidanza,* La Casa Verde, Sommacampagna (VR)
per una gravidanza felice e serena con l'alimentazione mediterra-

nea, vegetariana e vegan.

M. Casadei, P. Caneti *Naturalmente*, aam stampa alternativa, Roma
piccolo libro con semplici indicazioni di molto buon senso e con ottime ricette.

C. Gélincau *I germogli nell'alimentazione*, red edizioni, Como
come si preparano piatti gustosi e nutrienti con i germogli di numerose piante, alimenti vivi per eccellenza.

R. Dextreit *Le virtù della verdura e della frutta*, Garzanti, Milano
un vecchio testo da tenere sempre a portata di mano. Vengono elencate le virtù terapeutiche di più di cento vegetali comunemente usati.

M. Messegué *Il mio erbario di cucina*, Mondadori, Milano
ricette e consigli del famoso erborista francese.

A. Cattro *Natura nutrice universale,* Aurora, Biella
questo testo, che è molto più di un trattato di dietetica, esprime il punto di vista, profondo ma molto particolare, dell'autrice su questioni di salute e alimentazione. Molto interessante il capitolo 'La mamma e il bambino' nel terzo volume.

T. Valpiana *Alimentazione naturale del bambino,* red edizioni, Como
nella prima parte, contiene utili indicazioni sull'alimentazione della donna che intende concepire, della donna durante la gravidanza e, infine, durante l'allattamento.

J. Yudkin *Puro, bianco, ma nocivo. Il problema dello zucchero,* Vitalità, Torino
il famoso libretto che già molti anni fa sollevò il problema della nocività dello zucchero.
Sullo stesso tema vedi anche l'ottimo
W. Dufty *Sugar Blues*, Macro, Sarsina (FO).

C. Scott *Il miracolo nero,* Otto Hasler Wetrikon, Zurigo
sulla melassa nera grezza.

A. Brioschi *A tavola con la natura,* Morano, Milano
un testo accessibile e prezioso per la comprensione dei meccanismi fisiologici che stanno alla base dell'alimentazione.

A. Hoffer, M. Walker *Nutrizione ortomolecolare,* red edizioni, Como
il ruolo delle vitamine e dei sali minerali nell'alimentazione, secondo la moderna 'ecologia clinica'.

Informazioni in materia di alimentazione, nell'ambito di un generale orientamento antroposofico, si trovano nei 'Notiziari Weleda' che possono essere richiesti gratuitamente alla
AMOS, via Pessano 11, 20151 Milano, tel 02-40090132.

Segnaliamo anche le riviste
'Eubiotica', Villa Era, via Rivetti 61, 13069 Vigliano Biellese (VC)
'AAM Terranuova', casella postale 199, 50032 Borgo San Lorenzo (FI)
'Buono e Naturale', Tecniche Nuove, via C. Menotti 14, 20129 Milano
'Il giornale della Natura', FCE Editore, via XXV Aprile 11, 20066 Vignate (MI).

Curarsi senza intossicarsi

Come si è accennato nel testo, l'argilla può essere utilissima in gravidanza per curare disturbi di vario tipo. Ottimo manuale sull'uso

dell'argilla in genere è
T. Valpiana *Curarsi con l'argilla*, red edizioni, Como.

A. Stanway (a cura di) *Guida alle medicine naturali,* red edizioni, Como
compilato da oltre trenta specialisti, offre una documentazione completa su tutte le medicine naturali.

L'acqua e l'omeopatia rappresentano due validissime alternative alla medicina ufficiale, particolarmente efficaci nel corso della gravidanza e della prima infanzia quando l'organismo si intossica più facilmente in seguito all'uso di farmaci 'pesanti'.

G. Dalla Via *Idroterapia,* red edizioni, Como

F. Viñas *Il grande manuale illustrato di idroterapia*, red edizioni, Como

R. Dujany *Manuale pratico di omeopatia familiare e d'urgenza,* red edizioni, Como
questo testo, che fornisce indicazioni pratiche per la scelta dei rimedi omeopatici in diverse situazioni, contiene anche alcuni accenni al trattamento omeopatico prenatale.

Destinato in modo specifico ai genitori è
R. Bourgarit *Omeopatia per i vostri bambini,* red edizioni, Como
un chiaro manuale che insegna cosa fare quando il bambino è malato e come (... e perché) scegliere il rimedio omeopatico.

D. Koechlin-Schwartz, M.E. Granier-Rivière *Medicine dolci per i vostri bambini*, red edizioni, Como
una guida pratica e di uso familiare all'utilizzazione delle medicine naturali nella cura dei disturbi infantili.

R.S. Mendelsohn *Bambini sani senza medicinali*, red edizioni, Como
guida ai disturbi del bambino per difenderlo dall'abuso di farmaci e ricorrere alla competenza del medico solo quando è necessario.

Infine, tre testi utili prima e dopo la gravidanza

R. Nissim *Gin-ecologia,* red edizioni, Como
un prezioso manuale di autocura per la donna, che insegna come prevenire e guarire le più comuni affezioni ginecologiche con rimedi naturali

C. Markert *Vedere bene senza occhiali,* red edizioni, Como
un leggero calo della vista non è una controindicazione all'allattamento. Questo libro espone un metodo di rieducazione visiva per correggere da soli i difetti della vista e per rafforzarla dopo periodi di stress particolarmente intensi

D. Guidi *Seno bello e sano,* red edizioni, Como
prendersi cura del proprio seno e conoscerne struttura e funzioni sono presupposti indispensabili per mantenerlo sano e bello! Semplici esercizi e le cure indicati in questo manuale sono utili alle donne di tutte le età.

Fumo, caffè, alcol

Le mamme e i papà restii a smettere di fumare in vista di una gravidanza potranno leggere
F. Miglionico *Come smettere di fumare*, Rizzoli, Milano

Per quanto riguarda il caffè, i cui effetti nocivi sullo sviluppo del feto sono ancora poco studiati, vale comunque la pena di essere informati circa i riflessi negativi che l'uso di questa bevanda voluttuaria produce in tre importanti settori della vita umana. L'ecologia, per l'inquinamento dovuto al massiccio impiego di insetticidi e antiparassitari utilizzati nella coltivazione della pianta del caffè; la salute (il caffè si comporta da antialimento), l'economia (le terre destinate alla coltivazione di questa pianta potrebbero essere sfruttate diversamente e sfamare milioni di persone invece di intossicarle). Queste informazioni sono contenute nell'ampio studio «Bevete caffè?» sulla rivista 'Il girasole' n. 2, 1977.

Per chi invece volesse smettere di bere alcolici (il cui abuso, come si è detto nel testo, è dannosissimo in gravidanza) segnaliamo l'indirizzo di Alcolisti Anonimi, un'associazione volontaria che aiuta chiunque desideri abbandonare l'abitudine dell'alcol
Alcolisti Anonimi, via di Torre Rossa 35, Roma, tel. 06-6636620.

Parto e maternità

Chi vive la gravidanza con consapevolezza e si interessa a tutti gli aspetti che possono migliorare la qualità di vita del proprio bambino ancora nell'utero penserà più facilmente ad assicurargli un passaggio in questo mondo che sia il più 'gentile' possibile. Oggi i bambini vengono al mondo in ospedale nella stragrande maggioranza dei casi, ma c'è chi inizia a chiedersi se questo sia veramente il posto migliore per partorire un figlio. Interventi inopportuni o addirittura dannosi, separazione imposta di madre e figlio, abuso di farmaci, allontanamento dai propri cari, trattamento sgarbato o decisamente violento... Qualcuno riflette, accusa, propone.

L. Braibanti, P. Braibanti *Parto e nascita senza violenza*, red edizioni, Como

R. Cavaglieri *Partorire in casa*, red edizioni, Como

M. Odent *Ecologia della nascita*, red edizioni, Como

J. Balaskas, Y. Gordon *Avremo un bambino*, red edizioni, Como
una guida completa per la gravidanza, il parto, i primi mesi. Contiene numerosi consigli sia per l'alimentazione durante la gravidanza sia per l'allattamento e lo svezzamento del bambino.

J. Balaskas *Manuale del parto attivo*, red edizioni, Como
rieducare il proprio corpo e la mente a partorire è un'arte che si può anche imparare, benché secoli di storia abbiano confinato la donna nella passività. Attraverso una serie di esercizi, ma soprattutto favorendo la presa di coscienza del ruolo di protagonista della donna nel parto, l'autrice propone un cambiamento rivoluzionario in questo evento antico come il mondo.

R. Beintema *Yoga in gravidanza*, red edizioni, Como
prepararsi a diventare madre seguendo un programma completo per il corpo e per la mente.

Uguale portata innovativa, per l'indiscussa competenza e la grande umanità dell'autrice, presentano
S. Kitzinger *Il manuale del parto in casa,* red edizioni, Como
S. Kitzinger *La gioia della nascita*, Bompiani, Milano
S. Kitzinger *Il bambino, l'attesa e la nascita*, Mondadori, Milano

T. Valpiana *L'agenda della maternità*, red edizioni, Como

un diario per scrivere, giorno per giorno, i pensieri, i sentimenti e le emozioni dell'attesa e della vita con un bambino che cresce.

A.M. Gioacchini, A. Ingegno, R. Prosperi Porta, R. Scalisi *Quando vola la cicogna*, Franco Angeli, Milano.

L'ANEP Italia (Associazione Nazionale Educazione Prenatale) ha patrocinato la realizzazione del cofanetto *Gravidanza in musica*, che contiene due audiocassette e un libretto. Il cofanetto può essere richiesto a
Ludi Sounds, strada Anulare Torre 5, 20090 Segrate (MI), tel. e fax 02-7533653.

Essere genitori è un mestiere difficile, particolarmente oggi in cui si ricevono a questo proposito messaggi confusi e contradditori. Su questo tema consigliamo la lettura di due testi di Grazia Honegger Fresco e pubblicati da red edizioni

Essere genitori
le cose essenziali da sapere per essere (o diventare) un bravo genitore.

Abbiamo un bambino
un'enciclopedia che accompagna i genitori e risponde alle mille domande che pone lo sviluppo di ogni bambino dalla nascita a tre anni.

W. zur Linden *Il tuo bambino. Attesa, nascita, prima infanzia*, Filadelfia, Milano
un testo affascinante e ricco di indicazioni pratiche sull'allevamento e sulla cura del bambino.

L'alimentazione e la cura del bambino piccolo

Che cosa, quanto e quando dar da mangiare al proprio bambino per farlo crescere sano? Durante il primo anno di vita è difficile per la madre trovare il tempo di documentarsi. Oltre al già citato
T. Valpiana *Alimentazione naturale del bambino,* edito in questa stessa collana, ecco alcuni libri da tenere a portata di mano

W. e M. Sears *Allattamento e svezzamento*, red edizioni, Como
tutto quello che è importante sapere sull'allattamento al seno

AA. VV. *L'arte dell'allattamento materno*, La Leche League Italia
c/o La Leche League Italia – Lega per l'allattamento materno, via Assisi 20, 50142 Firenze, tel. 055-781737

C. Cometti *L'allattamento e il latte*, Mistral Gruppo Demetra, Sommacampagna (VR)

A. Auckett *Massaggio per i vostri bambini,* red edizioni, Como
il piacere di dialogare con i figli attraverso la pelle: massaggi e carezze per rilassare, per alleviare il dolore, per aiutarli a crescere sani e felici.

A. Montagu *Il linguaggio della pelle,* Garzanti-Vallardi, Milano
un vecchio testo ancora attuale. Cullare, coccolare, far addormentare in braccio non significa affatto viziare i bambini fin dalla nascita... L'importanza dell'educazione tattile per un equilibrato sviluppo psicofisico.

A. Casu, B. Miorelli *Mamma, me lo compri?,* Feltrinelli, Milano
come orientarsi tra i prodotti per bambini. L'industria degli alimenti dietetici per l'infanzia, gli articoli sanitari, i farmaci, l'abbigliamento, i giocattoli, l'arredamento.

I. Rattazzi *Bambini sani con cibi sani,* Sperling e Kupfer, Milano
un tentativo di educazione alimentare rivolta alla prima infanzia, utile non solo ai genitori, ma anche a chi si occupa di refezioni nei nidi e nelle scuole materne.

F. Mirce *Il ruolo degli oligoelementi nella salute dell'uomo,* red edizioni, Como
vantaggi e usi della terapia con gli oligoelementi, particolarmente adatta per la cura dei disturbi infantili.

Per concepire responsabilmente

W. Gualandri *Le malattie ereditarie, nozioni e consigli,* Longanesi, Milano

E. Lezzerini *Guida alla prevenzione degli handicap nella prima infanzia,* Marsilio, Venezia

Oltre alle informazioni di carattere genetico che si possono trarre da questi testi, segnaliamo il capitolo 'Il bambino intrauterino' nel testo *Curare i vostri bambini con l'omeopatia* di E.A. Maury, Bietti, Milano. L'autore si pone il problema della 'qualità' del futuro bambino e prospetta, grazie all'omeopatia, un superamento della genetica classica.

A. Cott *Digiuno, via di salute,* red edizioni, Como

H. Lutzner, H. Million, P. Hopfenzitz *Il grande manuale del digiuno,* red edizioni, Como
due testi utili a chi voglia disintossicarsi attraverso il digiuno, non solo in vista di una gravidanza.

Alcuni indirizzi

Sostegno alle mamme e ai genitori, durante la gravidanza e nei primi anni di vita del bambino, viene offerto dai centri 'Il Melograno', operanti in varie città italiane. Eccone gli indirizzi
Il Melograno, Centro Informazione Maternità, via Villa 12, 37125 Verona, tel. 045-8301918
Il centro ha attivato la linea telefonica 'Nascere... e poi? S.O.S. Primi mesi': dal lunedì al venerdì, dalle 9 alle 10, un'operatrice risponde allo 045-8300908.
Il Melograno, Centro Informazione Maternità, via Volta 25, 21040 Ierago (VA), tel. 0331-212272
Il Melograno, Centro Informazione Maternità, via Luni 3, 00183 Roma, tel. 06-70475606
Il Melograno, Centro Informazione Maternità, viale della Vittoria 48, 60100 Ancona, tel. 071-35333

Per chiedere consigli utili per l'allattamento al seno ci si può rivolgere a La Leche League Italia – Lega per l'allattamento materno ai seguenti indirizzi
Georgie Adessa, via Moie trav. II n. 18, 25075 Nave (BS), tel. 030-2533995
'La Leche League', via Assisi 20, 50142 Firenze, tel. 055-781737
Laura Antinucci, via G. Galli 102, 00123 Roma, tel. 06-3762966
questa organizzazione, nata negli Stati Uniti negli anni Cinquanta e diffusa ormai in tutto il mondo, si basa sul lavoro volontario di molte madri che si riuniscono periodicamente per incontrarsi con persone

interessate all'allattamento al seno (donne incinte, personale sanitario, eccetera) e per aiutare giovani mamme in difficoltà.

Altri centri che hanno finalità simili

Centro Nuova Nascita, via Torre Verde 8, 38130 Trento, tel. 0461-981261

IL MARSUPIO, via locatelli 71, 50134 Firenze, tel. 055-483463

MIPA, Movimento Internazionale Parto Attivo, via M. Fanti 216, 41100 Modena

Associazione ostetriche per la nascita attiva, via Marmorata 169, 00153 Roma, tel. 06-5757370

Consultorio familiare 'Lilith', corso Libertà 75, 39012 Merano, tel. 0473-212545

GEPO, Gruppo di Educazione Pediatrico Ostetrica, via S. Giovanni sul Muro 5, 20121 Milano, tel. 02-8057045

Centro Mamma Felice, via Napoli 97, 61100 Pesaro, tel. 0171-69151

Associazione Centro Nascita Montessori, via G.B. Benedetti 9, 00187 Roma, tel. 06-8077050

ARIS, Associazione Ricerca Informazione Salute, via S. Francesco a Ripa 17, 00153 Roma, tel. 06-5810267.

Indice

NAVA, Leonella

Alimentazione in gravidanza.
Como, red edizioni, 1995
144 p. 22 cm ill. (L'altra medicina, 37)

1. Alimentazione in gravidanza

ISBN 88-7031-133-3
CDD 613.2

I volumi pubblicati da *red edizioni* sono corredati da una scheda bibliografica, redatta secondo le norme di catalogazione della Bibliografia Nazionale Italiana.

Ciò vuole essere un contributo, certamente modesto ma concreto, al lavoro svolto dai bibliotecari italiani per un migliore funzionamento degli istituti in cui operano.

L'iniziativa tende inoltre a favorire l'organizzazione delle informazioni bibliografiche in tutte le sedi della documentazione (biblioteche scolastiche, specializzate, aziendali, eccetera).

finito di stampare nel mese di giugno 1995
da Roma Print, Paderno Dugnano (MI)

edizioni di red./studio redazionale
periodico mensile, numero 37/1982
registrato con il numero 8/78
presso il Tribunale di Como
direttore responsabile: Maurizio Rosenberg Colorni

DAL NOSTRO CATALOGO

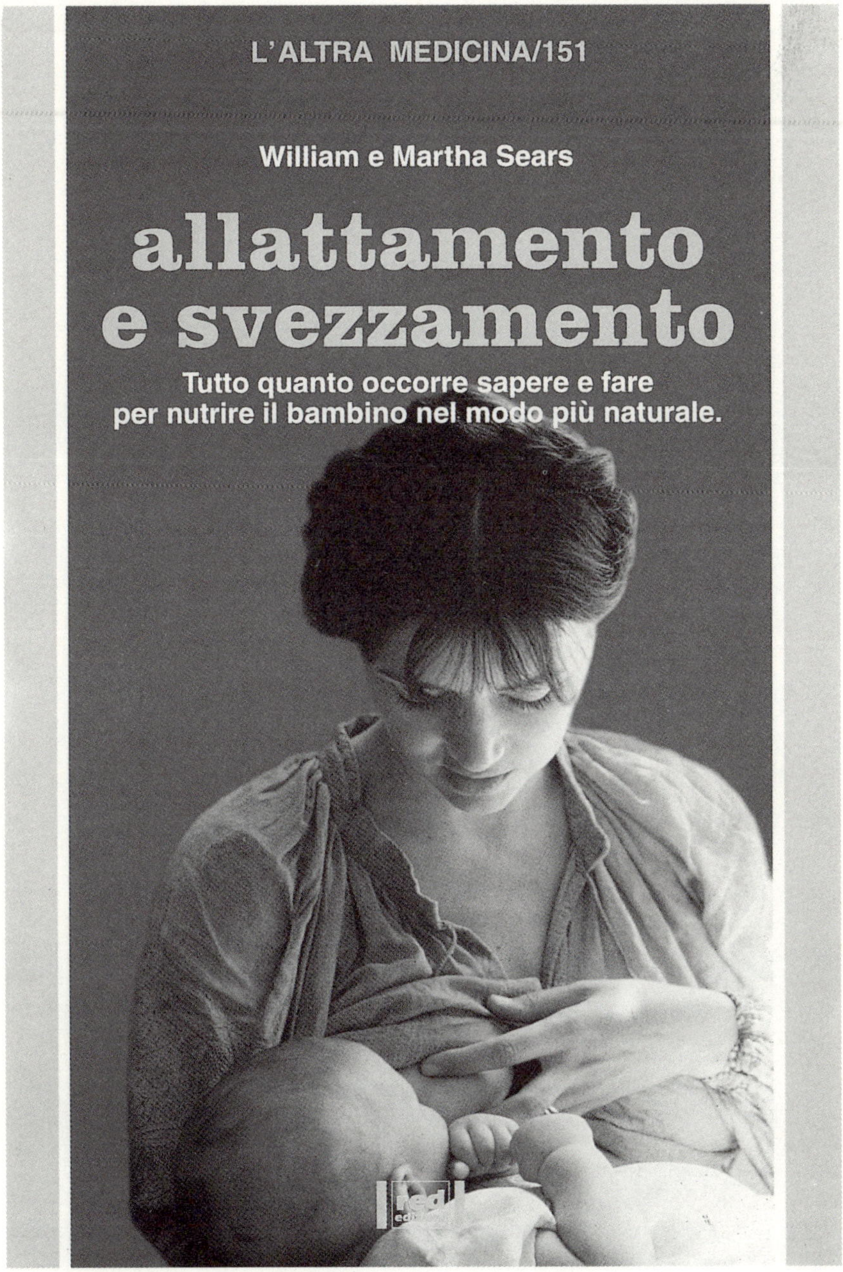

L'ALTRA MEDICINA/104

Robert S. Mendelsohn

bambini sani senza medicinali

Guida ai disturbi del bambino
per difenderlo dall'abuso dei farmaci
e ricorrere al medico
solo quando è necessario.

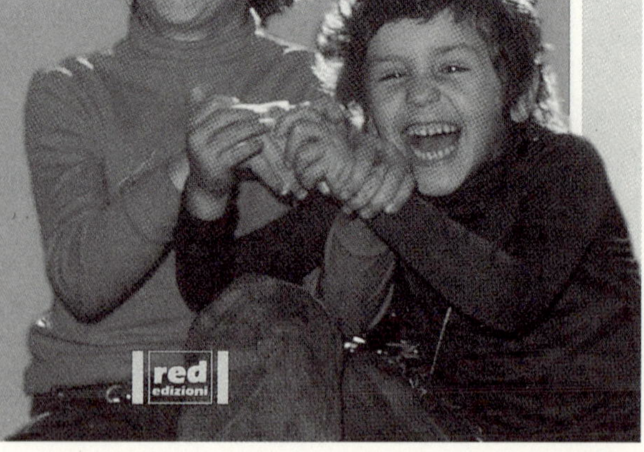

red edizioni

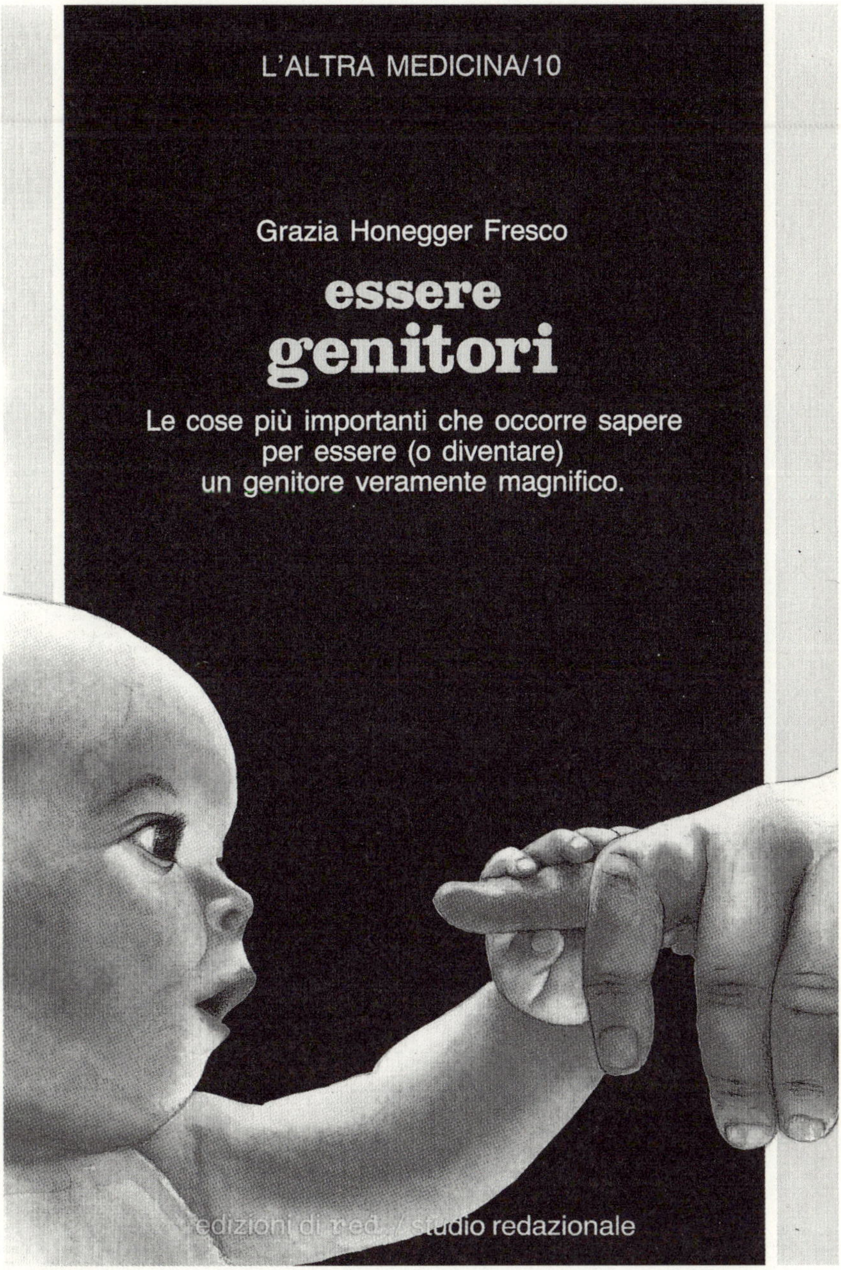
L'ALTRA MEDICINA/10
Grazia Honegger Fresco
essere
genitori
Le cose più importanti che occorre sapere
per essere (o diventare)
un genitore veramente magnifico.
edizioni di red. / studio redazionale

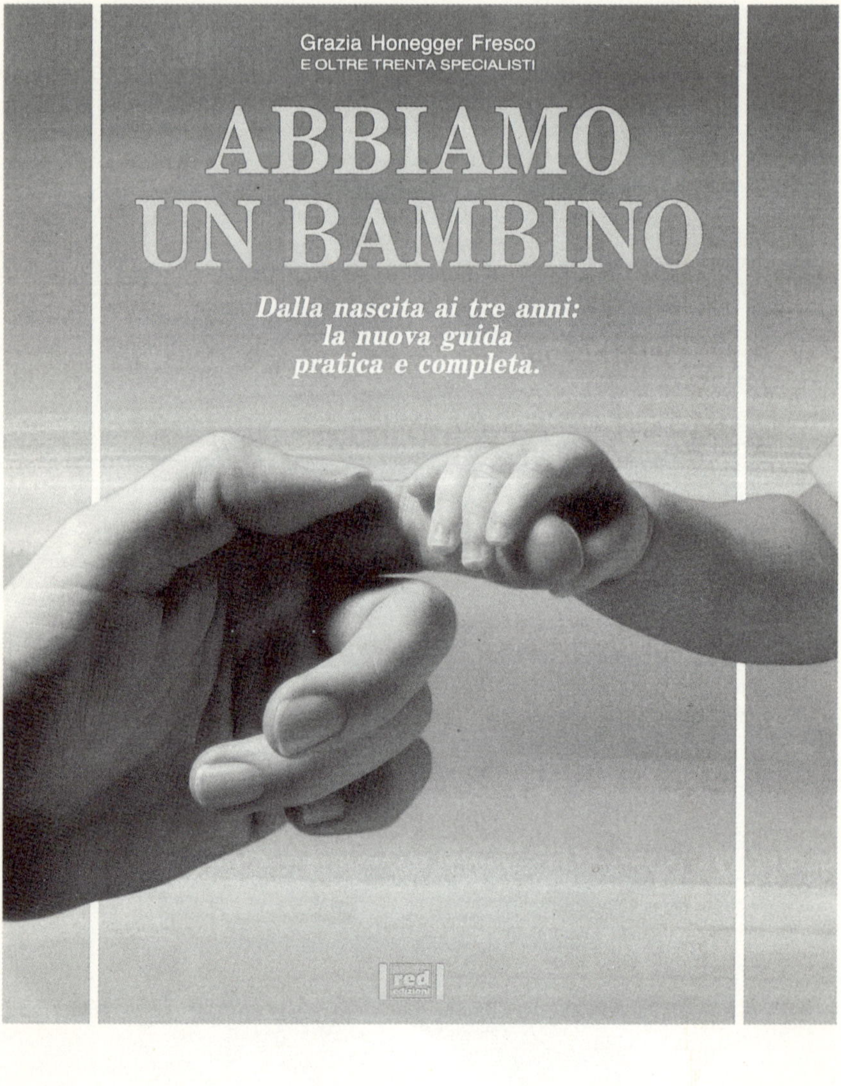
Grazia Honegger Fresco
E OLTRE TRENTA SPECIALISTI
ABBIAMO UN BAMBINO
Dalla nascita ai tre anni: la nuova guida pratica e completa.
red edizioni